はじめてでもスラスラ読める**オールカラー**図解

# いちばんやさしい
# 病理学

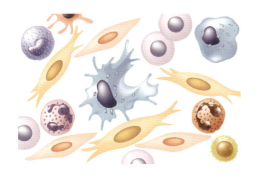

成美堂出版

# はじめに

　病理学は、病気の成り立ち、すなわち病気がどのようにおこってくるのかを学ぶ学問です。病理学を学んでいる、あるいは学んだことのある方は、病理学は難しい、実習では何をスケッチしているのかよくわからないと感じた方も少なからずいるかと思います。また、病理学ではこれまでなじみのなかった専門的な用語が数多く出てきます。からだのすべての病気が対象となるため、覚えることも非常に多く、なかなかとっつきにくい部分もあるかとも思います。自分自身も学生のときには病理学の試験で大変苦労しました。ただ御縁があり、病理学の世界に入り、病理学を基礎から学び直し、病理学のおもしろさや奥深さを実感した次第です。病理学を学ぶうえでいくつかのポイントを押さえておくと、病理学への理解が深まりやすくなるかもしれません。

　一つ目は、病理学は形態を基盤とした学問であり、細胞、組織、臓器の形態を肉眼的・顕微鏡的に観察することにより、どのような病気であるのかを論理的に解釈していく学問であることです。本書を手に取られた多くの皆さんはすでに解剖学、生理学などの基礎医学を学んだ後に、病理学の勉強を始めるところと思いますが、病理学を理解するためには、正常の細胞、組織、臓器の形態や機能を知っておくことが必須となります。臓器や標本を見て、病気である（異常である）かどうかを判断する基準は、正常（コントロール）と比較した際に、どこがどのように違っているのかを見つけ出すところにあります。

　二つ目は、病理学的な専門用語をしっかり覚えることも重要です。たとえば、がんと癌の違い、肉芽腫と肉芽組織の違い、異型性と異形成の違いなどです。同じような言葉ですが、意味合いが異なってきます。努力が必要となりますが、形態像とあわせて、ぜひ覚えてみてください。そうすると、病理学の理解が少しずつ深まってくると思います。

# 1章

## 病理学とは

- 人はなぜ病気になるのか……………………………………… 10
- 病理学とはどんな学問か……………………………………… 14
- 病理医は何をするのか ………………………………………… 16
- 病理医は何を見ているのか …………………………………… 18

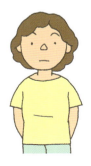
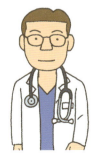
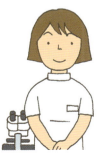
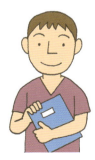

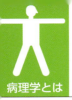
病理学とは

# 人はなぜ病気になるのか

## ■人が病気になる原因は内因と外因に分かれる

　人が病気になるのには原因がある。すべての病気の原因やメカニズムが明らかになっているわけではないが、病気の原因（病因）を明らかにして、それに基づいて診療を進めるのが現代の医学の基本となっている。

　病因は、内因と外因とに分かれる。内因は、生まれつきの染色体や遺伝子の異常、体質の異常など、先天的なものに代表されるが、高齢になると発症する病気も多く、広義では加齢など後天的なものを内因に含めることもある。一方の外因は、物理的・化学的な傷害、病原体、環境因子など外部から体に影響を与えるものであり、種類は多種多様である。

　かつては外因によって病気を発症することが多いと考えられてきたが、内因と外因が影響し合うことも少なくない。典型的な外因である感染症でも、感染既往の有無（抗体ができているかどうか）、感染に対する免疫力の程度（先天的・後天的のいずれも生じうる）によって重症化の割合が変わってくるなど、内因の影響が少なくない。後天的な生活習慣による糖尿病や高血圧症についても、内因との相乗効果で発症することがある。

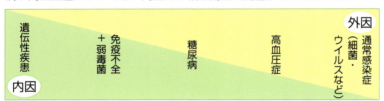

## ■乳がんは外因と内因どちらもありえる

　たとえば、女性がかかるがんのうち、最も患者数の多い乳がんを発症する原因にも外因と内因とがある。乳がんは乳汁が通る乳管上皮に発生することが多く、乳管上皮の細胞分裂を促す女性ホルモンのエストロゲンが、乳がんの発生や増殖も促すと考えられている。

　そのため、初潮年齢が早い、閉経年齢が遅い、出産経験がない、授乳歴がないなど、エストロゲンの分泌期間が長くなることは乳がん発生の内因となる。また、遺伝性乳がんの発症に関わる*BRCA1／2*遺伝子に変異があることも発がんのリスクが高まる内因のひとつである。一方、ピルなどのホルモン療法を受けて、人工的にエストロゲンが高い状態にあって乳がんを発症する場合は外因となる。

三つ目は、病理学は専門家でも難しい学問であることです。臨床の現場では、病理医が体の中から採取された検体の病理診断を行っていますが、すべての症例がクリアカットに診断できるものではなく、診断の難しい検体が毎日のように出てきます。ただそのような際には、どのような細胞がどのように出現しているかを見て論理的に考え、病気の本態を推測することが重要となり、そのためには病理学総論を理解しておくことが大事となります。

　病理学は基礎医学にとどまらず、病理医は"Doctor of doctors"ともよばれており、病気に関する多くのことを熟知し、臨床医と連携しながら、最終診断を行うという、きわめて重要な役割を果たしています。本書を手に取っていただいた方には、ぜひ病理学の理解を深めてもらい、興味をもっていただけたら大変嬉しく思います。

　最後になりますが、本書の監修のご機会をくださり、長い間本書の完成にご尽力いただきました(株)小学館クリエイティブの尾和みゆき氏、執筆者の牛島美笛氏、本書の作成に多大なご協力をいただきました多くの方々に、心より深く感謝申し上げます。

令和7年2月
下田　将之

# 目次

はじめに ……………………………………………………………………………… 2
本書の使い方 ………………………………………………………………………… 8

## 1章 病理学とは

人はなぜ病気になるのか ………………………………………………………… 10
病理学とはどんな学問か ………………………………………………………… 14
病理医は何をするのか …………………………………………………………… 16
病理医は何を見ているのか ……………………………………………………… 18

## 2章 細胞——ダメージへの対応

細胞の構造 ………………………………………………………………………… 22
細胞増殖のしくみ ………………………………………………………………… 24
細胞障害の原因と反応 …………………………………………………………… 28
細胞障害への適応 ………………………………………………………………… 29
細胞の変性 ………………………………………………………………………… 33
細胞の死 …………………………………………………………………………… 37
細胞や組織の修復 ………………………………………………………………… 41
　　コラム●再生医療とは ……………………………………………………… 41
　2章のまとめ …………………………………………………………………… 45

## 3章 免疫——非自己への容赦ない攻撃

自然免疫と獲得免疫 ……………………………………………………………… 50
Ⅰ型過敏反応 ……………………………………………………………………… 54
Ⅱ型過敏反応 ……………………………………………………………………… 58
Ⅲ型過敏反応 ……………………………………………………………………… 60
　　コラム●アルサス反応 ……………………………………………………… 61

4

Ⅳ型過敏反応 ……………………………………………………………… 62

自己免疫疾患 ……………………………………………………………… 64

臓器移植の拒絶反応 ……………………………………………………… 66

免疫不全症候群 …………………………………………………………… 68

3章のまとめ ……………………………………………………………… 71

# 4章　炎症──諸刃の剣

炎症とはどのような反応か ……………………………………………… 74

急性炎症の経過 …………………………………………………………… 76

急性炎症の組織学的分類 ………………………………………………… 80

サイトカインストーム …………………………………………………… 83

慢性炎症のメカニズム …………………………………………………… 84

慢性炎症の組織学的分類 ………………………………………………… 86

4章のまとめ ……………………………………………………………… 90

# 5章　感染症──病原体の侵入

感染症とはどのような疾患か …………………………………………… 94

特殊染色で診断可能な病原体 …………………………………………… 96

細菌感染症 ………………………………………………………………… 99

　コラム●新興・再興感染症 …………………………………………… 103

ウイルス感染症 …………………………………………………………… 104

真菌感染症 ………………………………………………………………… 110

その他の感染症 …………………………………………………………… 112

日和見感染 ………………………………………………………………… 114

5章のまとめ ……………………………………………………………… 115

# 6章　代謝障害——物質処理工場の不調

- 糖代謝障害 ……………………………………………………………… 118
  - コラム●糖尿病の三大合併症 ………………………………… 123
- 脂質代謝障害 …………………………………………………………… 124
- たんぱく質代謝障害 …………………………………………………… 130
- 鉄代謝障害 ……………………………………………………………… 135
- カルシウム代謝障害 …………………………………………………… 136
- 色素代謝障害 …………………………………………………………… 138
- 核酸代謝障害 …………………………………………………………… 140
- 6章のまとめ …………………………………………………………… 141

# 7章　循環障害——血の巡りの不調

- 循環系の構造と機能 …………………………………………………… 146
- 血液の分布異常 ………………………………………………………… 148
- 体液の分布異常・浮腫 ………………………………………………… 150
- 出血の分類 ……………………………………………………………… 152
- 止血のしくみ …………………………………………………………… 154
- 血液成分が付着する血栓症 …………………………………………… 156
- 血管が詰まる塞栓症 …………………………………………………… 160
- 血管が詰まって壊死する梗塞 ………………………………………… 163
- 血液量が急に不足するショック ……………………………………… 165
- 末梢に血液を供給できない心不全 …………………………………… 168
- 7章のまとめ …………………………………………………………… 170

# 8章　先天異常——遺伝子や染色体の異常

遺伝子の構造と機能……………………………………………………………… 174
常染色体顕性遺伝性疾患………………………………………………………… 178
常染色体潜性遺伝性疾患………………………………………………………… 180
伴性遺伝性疾患…………………………………………………………………… 182
染色体異常症……………………………………………………………………… 184
多因子遺伝性疾患………………………………………………………………… 186
非遺伝性の先天性疾患・奇形…………………………………………………… 189
8章のまとめ……………………………………………………………………… 190

# 9章　腫瘍——病理学最大のターゲット

がんとは何か……………………………………………………………………… 194
　コラム●肉芽腫は腫瘍？………………………………………………………… 199
がんの原因………………………………………………………………………… 200
がんが発生するメカニズム……………………………………………………… 202
がんの進行………………………………………………………………………… 206
　コラム●がんが転移しやすい臓器……………………………………………… 209
がんの病理組織診断……………………………………………………………… 210
　コラム●腫瘍と炎症の違い……………………………………………………… 213
　コラム●ICD－Oによる分類…………………………………………………… 219
がんゲノム医療…………………………………………………………………… 223
AIによるがん診断………………………………………………………………… 224
9章のまとめ……………………………………………………………………… 226

索引………………………………………………………………………………… 231

# 本書の使い方

　この本は、病理学を学び始めた方のために、病理学の基礎的な知識をやさしく解説しています。付属の赤シートを載せると重要な用語が消えるので、復習にも役立ちます。

＊本書は原則として、2025年1月現在の情報にもとづいて編集しています。

## 章ごとのテーマカラー
各章はテーマカラーで色分けしています。調べたい章にすぐたどりつくことができます。

## 項目ごとの構成
大きな見出しが必ずページの上部にあるので、検索しやすくなっています。

## 関連するページ
この用語の解説や、さらに理解を深める情報があるページを紹介します。

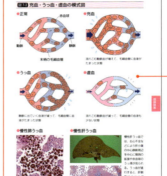

## わかりやすい図版
文章を読んだだけではイメージしにくい内容を、簡潔な図版でわかりやすく解説します。病理画像を見るときのポイントも示しています。

## コラム
読めば「なるほど」と、さらに病理学に興味がわく情報を、コラムとして紹介しています。

## 重要な用語
赤シートを載せると文字が見えなくなるので、暗記や復習のときに活用できます。

## まとめのページ
2章から9章までの章末に、内容をコンパクトにまとめたページがあります。
試験の前などに、さっと復習する際に役立ちます。

## ●内因と外因の種類

| 分類 | 原因 | | 代表的な疾患 |
|---|---|---|---|
| 内因 | 先天的 | 染色体の異常 | ダウン症候群、ターナー症候群 |
| | | 遺伝子の異常 | 血友病、色覚異常 |
| | | 代謝酵素異常 | フェニルケトン尿症、脂質蓄積症 |
| | 後天的 | 免疫異常 | 気管支喘息、関節リウマチ |
| | | ホルモン異常 | バセドウ病、クッシング症候群 |
| 外因 | 外部環境 | 外傷 | 打撲、切り傷、外傷性ショック |
| | | 温度（高温・低温） | 熱傷、熱中症、凍傷 |
| | | 放射線 | 発がん、免疫機能低下、生殖機能低下 |
| | 化学物質 | アルコール | 急性アルコール中毒、肝障害 |
| | | タバコ | 発がん、血管障害 |
| | | ダイオキシン | 発がん、皮膚障害 |
| | | カドミウム、水銀 | 中毒症 |
| | 大気汚染 | $NO_2$、硫酸ミスト | 気管支喘息、関節リウマチ |
| | 病原体 | ウイルス、細菌、真菌 | 感染症 |
| | 栄養 | 食糧 | 肥満、脂質異常症、栄養失調 |
| | ストレス | 生活環境、対人関係 | 不眠症、神経症、ストレス性消化管潰瘍 |

病理学とは

## ●乳がんの原因

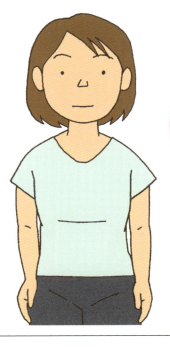

＜内因＞
・エストロゲン分泌
・遺伝子の異常

＜外因＞
・ホルモン療法による
　エストロゲン補充

## ■外因のいろいろ

　外因は前ページの表以外にも、寄生虫や生物毒素、気圧や酸素、医原病などの原因が存在している。病原体による感染症については5章で詳しく解説するため、ここではおもな外因について説明する。

### ●外傷

　外からの物理的刺激による外傷は、打撲、切り傷、捻挫、打ち身、骨折のほか、スポーツによる慢性的な腰痛や関節痛などもある。転倒による頭部外傷、外傷による出血性ショックなどもある。

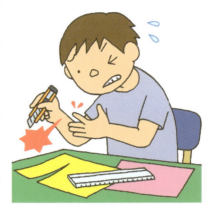

### ●温度

　高温による代表的な病気としては熱傷（やけど）がある。高温の液体や蒸気、固体が一定時間以上接することで皮膚に起こる障害で、薬品（化学熱傷）、電流（電撃熱傷）によっても起こる。44〜60℃程度の比較的低い温度で起こる熱傷もある。熱傷は深さによってⅠ度からⅢ度までに分類され、その面積の広さも重症度にかかわる。

　熱中症は、炎天下の屋外や、屋内でも高温多湿な環境で活動をすることにより、体温が上がって起こる。発汗による脱水、電解質バランス障害、血流低下などが原因となって、めまい、頭痛、手足のしびれ、吐き気、意識障害などの症状を引き起こす。

　低温による病気としては、凍傷がある。皮膚に冷気が触れることで筋肉や骨まで障害がおよぶと、浮腫、潰瘍、壊死を生じる。また、低温になり深部体温が35℃以下になると低体温症となり、筋肉の硬直や神経障害が現れる。20℃以下で死に至る。

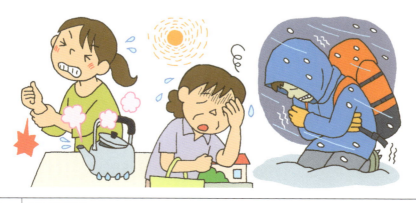

## ●放射線

自然界に存在する自然放射線、医療などに使われる人工放射線があるが、近年では地震による原子力発電所への影響も大きな問題となっている。放射線に暴露すると、体を構成する細胞の遺伝子に傷がつくことがある。その多くは修復遺伝子によって正常に修復されるが、まれに修復がうまくいかず、白血病などの病気の原因となることがある。放射線の影響は、被ばく量や被ばくする臓器によって差があることが知られている。たとえば、増殖能の高い皮膚や骨髄、生殖細胞は放射線への感受性が高く、影響を受けやすい。一方、増殖能の低い肝臓や腎臓、脳は影響を受けにくい。生殖細胞が被ばくすると遺伝子や染色体の異常が次世代に引き継がれ、先天性異常の原因となる。

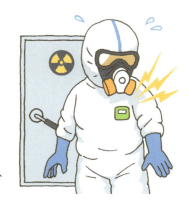

## ●化学物質

種類が多く、摂取した化学物質によって症状も異なる。ダイオキシンは発がん性や催奇性、皮膚障害などを生じ、有機水銀は中枢神経を変性させ言語障害や知覚障害を生じさせる。

アルコールは急性アルコール中毒のほか、アルコール性肝炎、肝硬変などをきたす。長期間におよぶ喫煙は、肺がんをはじめさまざまながんの原因となるほか、動脈硬化を促し、生活習慣病の原因となる。

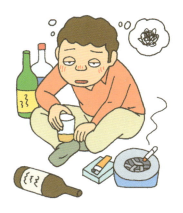

## ●栄養

栄養素の過剰摂取、または不足が病因となる。炭水化物や脂質の過剰摂取は脂質異常症、ビタミン不足はビタミン欠乏症といった病気を引き起こす。

摂取する栄養が少なすぎれば栄養失調、多すぎれば肥満となる。肥満は糖尿病や高血圧、痛風などといった病気の原因にもなる。

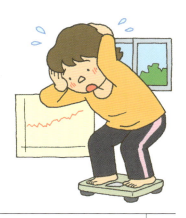

# 病理学とはどんな学問か

## ■「病」の「理」を研究する

　病理学とは、その名が示す通り「病（やまい）」の「理（ことわり）」を研究する学問である。英語の「pathology」の語源は、ギリシア語で病気を意味する「パトス（pathos）」と学問を意味する「ロゴス（logos）」に由来する。おもに形態学の観点から、病気の原因、病気が発生したメカニズム、その後の経過や帰結、そのとき体に起こる変化や影響などを研究する。基礎医学と臨床医学に分類するとき、日本における病理学は基礎医学に位置づけられることが多いが、診療における病気の診断や治療にとって不可欠であることから臨床医学の一部を担っており、臨床と基礎の橋渡しを行う学問といえる。

　病理学は一般的に、「実験病理」と「人体（または外科）病理」に大きく分けられる。実験病理は、病気の発症メカニズムの解明などにかかわる基礎研究を行う学問である一方で、人体病理は、人の組織・細胞を用いて、臨床病理診断を行うとともに、これらを用いて研究を行う学問である。

　人体病理はさらに、全身の臓器に共通する病気の種類（炎症、腫瘍など）によって分類する「病理学総論」と、臓器（肝臓の疾患にはどのようなものがあるか）によって分類する「病理学各論」とに分かれる。

●病理学の分類

| 分類 | 対象 | 特徴 |
|---|---|---|
| 実験病理 | マウスやラットなどの実験動物、培養細胞、ヒト検体 | ・大学医学部や研究所の研究室で行われる基礎医学研究<br>・病気の原因やメカニズムの解明が目的 |
| 人体病理 | 検査や手術を受けて採取された患者の組織や細胞 | ・大学病院や一般病院で行われる臨床医学<br>・病理診断を下すことが目的 |

●病理学が対象とするもの（例：ウイルス性肝炎の場合）

原因と発生のメカニズム：肝炎ウイルスに感染した細胞に対するリンパ球の傷害作用によって発症

病気の進展と帰結　：ウイルス感染 → 急性・慢性肝炎 → 肝硬変／肝がん／治癒

## ■診断を目的とする人体病理学

　人体病理学は、患者から採取した組織や細胞を用いて、形態的（肉眼的・顕微鏡的）に病気の診断（病理診断）を行う学問であり、これらの検体を用いて病気の原因究明などを行う研究も人体病理学に含まれる。具体的には、病変部から採取した組織を用いて診断を行う組織診断、病変部に加え胸水などの体腔液や尿などに含まれる細胞を用いて診断を行う細胞診断、さらに病気で亡くなった人を解剖（剖検）することで病気の原因、診断・治療の妥当性や治療効果などを調べる病理解剖が含まれる。

## ■「見る技術」により発展してきた病理学

　病理学の源流を探っていくと、ヒポクラテスが解剖学的に病気を解明しようとした約2500年前まで遡る。その後、多くの医学者たちが病死した患者を解剖することで研究が進んでいった。近世に入り顕微鏡が発明されると、さらに研究は進んだ。

　19世紀には、「病気のもとは細胞にある」「すべての細胞は細胞から生じる」という格言を残したドイツの医師ルドルフ・ウィルヒョウが、現代にも通じる病気の概念を築いた。細胞や組織の変化を調べることで病気を診断できるという外科病理学、診断病理学の原点は、この頃にできあがった。

　19世紀以降、顕微鏡技術の向上により光学顕微鏡や電子顕微鏡が登場すると、細胞内の微細な構造をはじめ、細菌やウイルスも直接観察できるようになった。

　また、HE（ヘマトキシリン・エオジン）染色が開発されるなど、病理技術が一気に進歩するのも同じ頃である。HE染色をはじめとするさまざまな染色方法はその後も改良を重ねつつ、現在も病理学において重要な技術として使われている。

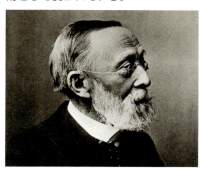

白血病の発見者でもある医師・病理学者の
ルドルフ・ウィルヒョウ（1821～1902）

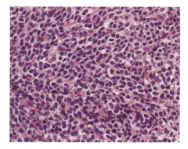

悪性リンパ腫のHE染色

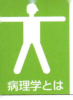

# 病理医は何をするのか

## ■病理医の役割

　患者に適切な治療を行うには、正確な診断が必要となる。そのための最終的な診断となるのが「病理診断」である。

　病理診断には、患者の病変部から採取した組織（生検あるいは手術検体）を観察して診断する「組織診断」、体腔液などに含まれる細胞を観察して診断する「細胞診断」、手術中に採取した組織あるいは細胞をその場で観察して迅速に診断する「術中迅速診断」、亡くなった患者の遺体を解剖する「病理解剖」がある。

## ■臨床における病理医の位置づけ

　病理医は患者に直接接する機会はほとんどないが、病理診断は通常の検査とは異なり医療行為であり、病理診断科は内科や外科と同じように標榜科のひとつとなっている。病理医は各診療科の主治医の依頼を受けて病理診断を行い、正確な治療に導く存在であることから、欧米では「Doctor of doctors」とも呼ばれる。

　各科の臨床医が手術や生検などで摘出した生体材料（検体）を病理医に提出すると、病理医が肉眼的に観察した上で組織から病変部を切り出し、臨床検査技師がその組織から顕微鏡標本を作製。病理医が標本を観察して病理診断を行い、臨床医に報告。病理診断結果に基づいて治療を行う。

### ●病理診断の流れ

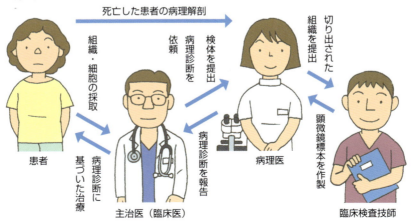

### ●細胞診断（細胞診）

　喀痰や尿、腹水・胸水、乳汁などに含まれる細胞、子宮頸部や気管支などからこすりとってきた細胞、乳腺や甲状腺に針を刺して吸い取ってきた細胞などを顕微鏡で観察して、採取した細胞の中にがん細胞が含まれているかどうかなどを判定する。

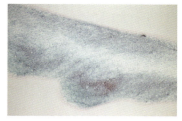
頸部腫瘤細胞診標本（パパニコロウ染色）

### ●組織診断

　患者の体から病変部の組織を採取し、病理診断を行うための検査。内視鏡検査のときには病変の一部を鉗子で採取し（生検）、手術では病変部全体を摘出する。これらの組織を観察し病理診断を行うことにより、採取した組織の悪性度、腫瘍の広がり、病変が取り切れているかどうか、治療効果などを診断する。

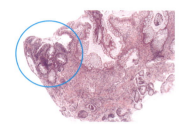
大腸生検組織。円内に異常上皮を認める。

### ●術中迅速診断

　病変が体の奥にあり術前に生検を行うことが難しい場合などには、手術中に採取した病変組織が病理医の元に届けられ、30分程度で迅速病理診断を行う。その際には病変部の病理診断に加え、リンパ節転移の有無、病変が取り切れているかどうかなどを診断し、その診断内容に応じて切除範囲などの手術方針が決まる。

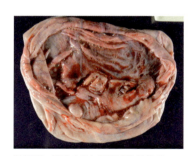
迅速時に摘出された卵巣嚢胞性腫瘍

### ●病理解剖（剖検）

　病気で亡くなった患者遺族の承諾のもと遺体を解剖して、病変の広がり、死因の究明、診断や治療の妥当性、治療効果の判定などを検討する。
剖検した症例については、主治医を含む臨床医と病理医により臨床病理検討会（CPC）を行い、本検討により得られた情報は、今後の医療の向上に役立てられる。

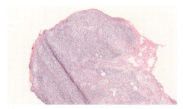
リンパ節の凍結迅速標本（HE染色）

病理学とは

# 病理医は何を見ているのか

## ■病理組織標本を作製

　病理医は摘出材料の肉眼的診断を行い、肉眼的に的確に病変を把握し、適切な部位から作製した標本を用いて、顕微鏡下で最終診断を行う。

　顕微鏡での観察には、光学顕微鏡を用いたHE（ヘマトキシリン・エオジン）標本での観察が基本となるが、必要に応じてさまざまな特殊染色、免疫組織化学染色（免疫染色）などが用いられる。HE染色は、病理組織診断で最も一般的な染色方法で、開発から180年以上が経つ現在も世界中で行われている。

　患者から採取した組織検体は、形態が変化しないようにホルマリン液に漬けて固定、病変部を厚さ2～4mm程度に切り出し、パラフィン包埋（脱水・脱脂・置換）、パラフィンブロックから薄い標本スライスの作製（薄切）、スライドガラスへの貼付、染色、というプロセスを経て病理組織標本ができあがる。その標本を病理医が顕微鏡で観察して病理組織診断を行う。

● 病理組織標本ができるまで

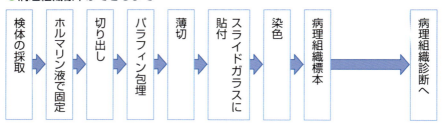

検体の採取 → ホルマリン液で固定 → 切り出し → パラフィン包埋 → 薄切 → スライドガラスに貼付 → 染色 → 病理組織標本 → 病理組織診断へ

● HE染色

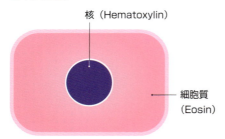

核（Hematoxylin）
細胞質（Eosin）

ヘマトキシリンで染めた後にエオジンで染める二重染色。ヘマトキシリンは細胞の核を青紫色に、エオジンは細胞質をピンク色に染色する。

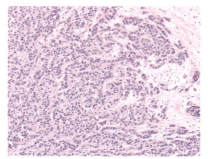

乳がん（浸潤性乳管癌）のHE染色

18　1章●病理学とは

## ■ HE 染色以外の特殊染色

通常の病理診断では HE 染色が用いられるが、必要に応じて「特殊染色」が用いられる。

### ●おもな特殊染色と染色対象

| 目的 | 染色法 |
|---|---|
| 結合組織 | アザン染色、マッソン・トリクローム染色、エラスチカ・ワンギーソン染色、鍍銀染色、ビクトリア青染色 |
| 腎 | PAM 染色 |
| 脂肪 | ズダンIII染色、オイル赤O染色 |
| 多糖類 | PAS 染色、アルシアン青染色、トルイジン青染色、コロイド鉄染色、ムチカルミン染色 |
| アミロイド | コンゴー赤染色、ダイロン染色 |
| 内分泌細胞 | グリメニウス染色 |
| メラニン色素 | フォンタナ・マッソン染色 |
| カルシウム | コッサ染色 |
| ヘモジデリン | ベルリン青染色 |
| 中枢神経組織 | ボディアン染色、クリューバー・バレラ染色 |
| 組織内血液細胞 | ギムザ染色 |
| 生体内病原体 | グラム染色、チールネルゼン染色、グロコット染色、ワルチンスターリー染色、トルイジン青O染色、ギムザ染色 |

## ■細胞診標本はパパニコロウ染色

細胞診標本の染色で一般的に用いられているのは、パパニコロウ染色やギムザ染色である。喀痰（かくたん）や尿、扁平（へんぺい）上皮細胞を含む検体ではパパニコロウ染色が多く、血液検体ではパパニコロウ染色に加えてギムザ染色が用いられることが多い。

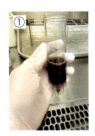 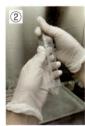 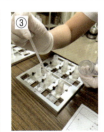 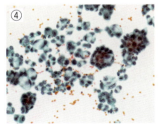

細胞診標本の作り方。①1回目の遠心 ②遠心で得られた沈査に溶血剤を添加後、2回目の遠心で得られた沈査に蒸留水を添加し、細胞浮遊液を作製 ③帯電したガラスに細胞浮遊液を滴下し10分静置 ④できあがった標本（腹腔細胞診：腺癌）

## ■抗体を用いた免疫染色

　腫瘍細胞が発現する特異的なたんぱく質（腫瘍マーカー）、ホルモンなどに対する抗体を用いて、抗原抗体反応により発色させ、目的たんぱく質の有無や細胞内に存在する場所（局在）を顕微鏡下で観察する方法を免疫組織化学染色（免疫染色）という。免疫染色は、病理診断の補助のみならず、治療薬適応患者の選定における指標としても用いられている。

　たとえば乳がんでは、がん細胞が HER2（ハーツー）というたんぱく質を発現すると抗 HER2 療法の適応となるが、その患者選定は、免疫染色による HER2 たんぱくの発現量が重要になる。

　免疫染色には、酵素や蛍光色素で直接目印（標識）をつけた一次抗体を使う直接標識法や、酵素や蛍光物質で標識した二次抗体を使って一次抗体を検出する間接標識法などがある。

### 図1-1 直接法と間接法

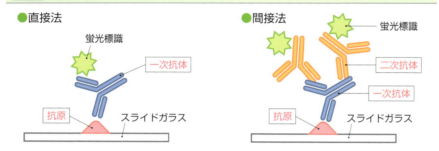

蛍光標識した抗体を用いて、腫瘍マーカーなどの抗原を検出する。

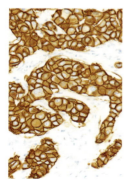

乳がん。がん細胞表面のHER2というたんぱく質が発現して染色されている状態

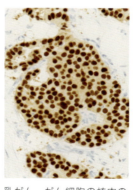

乳がん。がん細胞の核内のER（エストロゲン受容体）が染色されている状態

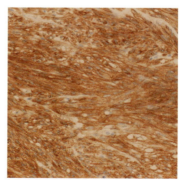

胃GIST（消化管間質腫瘍）。紡錘形の細胞の表面にKITというたんぱく質の発現が見られる

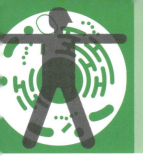

# 2章

## 細胞──ダメージへの対応

細胞の構造……………………………………………… 22
細胞増殖のしくみ……………………………………… 24
細胞障害の原因と反応………………………………… 28
細胞障害への適応……………………………………… 29
細胞の変性……………………………………………… 33
細胞の死………………………………………………… 37
細胞や組織の修復……………………………………… 41
　　コラム●再生医療とは…………………………… 41
2章のまとめ…………………………………………… 45

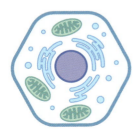
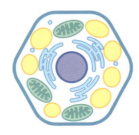

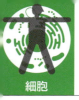

# 細胞の構造

## ■病気のもととなる細胞を理解する

　ヒトの体は、数十兆個の細胞からできているといわれている。病理学の父と称されるルドルフ・ウィルヒョウの「病気のもとは細胞にある」「すべての細胞は細胞から生じる」という言葉にもあるとおり、現代の病理学では細胞について正しく理解する必要がある。

　細胞は、生物における最小の基本単位だとされているが、細胞はさまざまな機能をもつ小さなパーツが含まれる。ヒトをはじめとした動物の細胞は、大きく分けると、細胞膜、細胞質、核から構成されている。

　細胞を取り囲む細胞膜は、リン脂質を主成分とする2層の膜構造をしており、細胞の保護、栄養分などを細胞内外に運ぶ物質輸送、細胞間の情報伝達などの役割を担っている。

　細胞膜と核の間の細胞質は、細胞内液で満たされ、細胞小器官（オルガネラ）とよばれる各種の構造物が存在している。細胞小器官には、たんぱく質をつくるリボソーム、たんぱく質を貯蔵するゴルジ装置（ゴルジ体）、たんぱく質を輸送する小胞体、異物や不要になったものを分解処理するリソソーム、体内のエネルギー源となるATP（アデノシン三リン酸）をつくりだすミトコンドリアなどがある。

　核は、核を包む核膜、遺伝情報が書き込まれたDNA（デオキシリボ核酸）、リボソームをつくる核小体からなる。

## ■細胞膜の受容体（レセプター）が果たす役割

　すべての細胞を包む細胞膜には、さまざまなタイプの受容体（レセプター）がある。受容体は、3次元構造をもつ分子で、カギと鍵穴の関係のようにその受容体とぴったり合う形の物質（リガンド）だけを受け付ける。

　細胞膜の受容体は、体内でできたホルモンや神経伝達物質などのリガンドと結合して、細胞内に情報を送り込む。薬の多くも、特定の受容体に結合するリガンドとして作用する化学物質である。

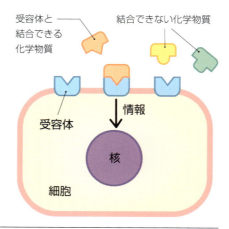

●細胞膜の受容体

## 図2-1 動物細胞とDNAの構造

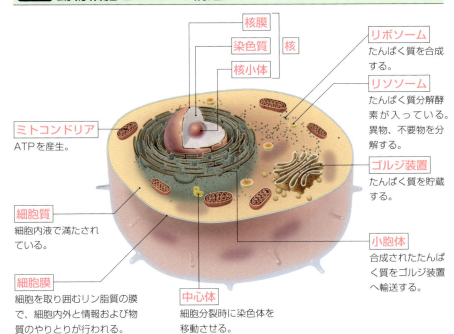

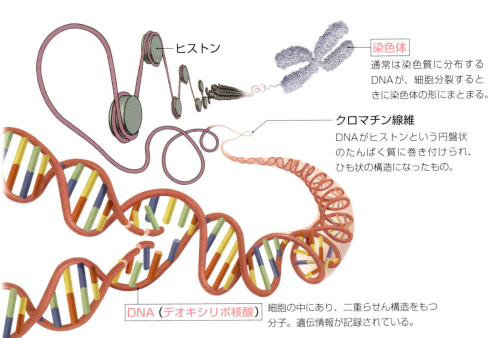

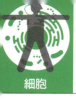

# 細胞増殖のしくみ

## ■細胞分裂を繰り返す細胞周期

　細胞は細胞分裂を繰り返し、増殖した細胞が傷ついた細胞や死んだ細胞と置き換わることで、構造を維持している。

　細胞分裂は、細胞周期とよばれる一連のサイクルで起こる。細胞周期は、細胞分裂が起きる細胞分裂期と、準備期間である間期からなり、さらに全体はG1期（分裂に必要な分子の合成・貯蔵）、S期（DNAを合成）、G2期（分裂の準備）、M期（細胞分裂期）という4つの時期に分かれる。M期に細胞分裂が完了した後はG1期へ戻るサイクルが繰り返されるが、G0期という長期間の休止期に入ることもある。

　M期に行われる細胞分裂は有糸分裂（または体細胞分裂）とよばれ、紡錘体という組織によって母細胞（元の細胞）の染色体を娘細胞（分裂後の細胞）に分離する。

　細胞分裂のなかでも、卵子や精子といった生殖細胞を形成するときは減数分裂という特殊な分裂を行う。減数分裂では、細胞を2倍に増やした後、2回の分裂により染色体を半分にする。ヒトの場合は、22本の染色体と性染色体からなる計23本が、分裂により46本になり、2回の減数分裂を経て23本になる。

### 図2-2 細胞周期

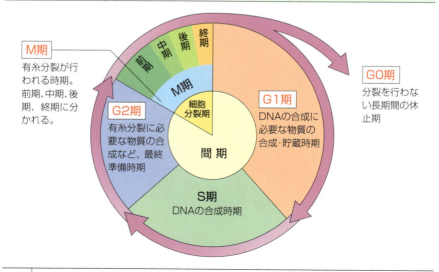

### 図2-3 有糸分裂のしくみ

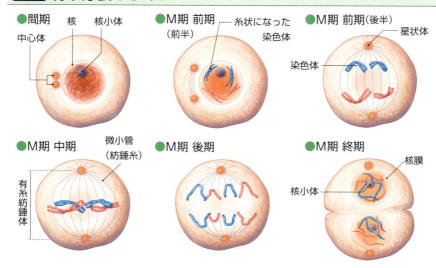

## ■細胞分裂が活発な細胞と細胞分裂しない細胞

　細胞によって細胞分裂のサイクルは異なる。皮膚の表皮細胞、骨髄の造血細胞、消化管表面の腺上皮細胞などはM期からすぐにG1期に移行するサイクルの活発な細胞だといえる。毛髪や爪がどんどん伸びてくるのも、つねに細胞分裂を繰り返しているからである。

　肝細胞や血管内皮細胞などは正常時はG０期で休止しているが、細胞が損傷して刺激を受けると、G１期に移行して分裂する。神経細胞、心筋細胞、水晶体細胞は分裂・増殖することはなく、生まれたままの状態を維持する。

　また、表皮細胞のように細胞分裂を繰り返す頻度が高い細胞は、再生の能力が高いと考えることができる。細胞や組織の一部が失われても細胞増殖によって補われることを再生といい、再生能は細胞分裂の能力などにかかわっている。

### ●細胞分裂能力の違い

| | |
|---|---|
| 細胞分裂を繰り返す<br>（不安定細胞） | 造血細胞（骨髄）、重層扁平上皮細胞（皮膚）、腺上皮細胞（消化管） |
| 刺激によって分裂を開始する<br>（安定細胞） | 肝細胞（肝臓）、血管内皮細胞（血管）、腎上皮細胞（腎臓） |
| 細胞分裂をしない<br>（永久細胞） | 神経細胞（脳）、心筋細胞（心臓）、水晶体細胞（眼） |

## ■細胞分裂のたびにDNAが複製される

　体細胞分裂では、細胞が増える際、細胞内の核も分裂する。核分裂のときには、母細胞の核の中に納められているDNAのコピーがつくられ、分裂後の娘細胞の核にも同じDNAが格納される。このように核分裂にともなってDNAが複製される。

　DNAは、A（アデニン）とT（チミン）、G（グアニン）とC（シトシン）という塩基がそれぞれ結合し、二重らせん構造をとっている。DNAが複製されるときは、この塩基対の水素結合が切れて二重らせんがほどけて、1本ずつになった鎖を鋳型とした相補的な塩基（AであればT、GであればC）をもつヌクレオチドを取り込む。このときDNAポリメラーゼという酵素がはたらき、新たに二重らせん鎖ができる。こうして複製された2本鎖DNAには元のDNAの鎖の一方が含まれ、まったく同じ塩基配列となる。このような複製を半保存的複製という。

　しかし、細胞増殖するときのDNA複製中にミスが起きることもある。DNAにはそのようなミスに備えた修復機能が備わっている。また、放射線や紫外線、化学物質暴露などDNA複製以外の外的要因によるDNA損傷に対しても修復機能がはたらくが、その機能が正常に機能しなくなると、がんなどの病気を発症する。

### 図2-4 DNA複製のプロセス

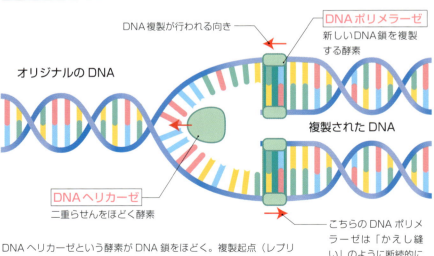

DNAヘリカーゼという酵素がDNA鎖をほどく。複製起点（レプリケーター）にプライマーという短いRNAが結合すると、プライマーの隣に鋳型鎖と相補的なヌクレオチドがやってきて、1本ずつになった鎖がDNAポリメラーゼによりDNA鎖に複製される。

## ■「細胞分裂の回数券」テロメア

　細胞は分裂を繰り返しているが、細胞分裂には限界がある。細胞の染色体の末端には、テロメアという特殊な塩基の繰り返し構造がついていて、細胞分裂のたびにテロメアは短くなっていく。テロメアがなくなると細胞分裂ができなくなるため、テロメアは「細胞分裂の回数券」ともよばれる。

　テロメアが短くなっていくことは、細胞の老化ともいえる。そして、細胞が老化すると、細胞分裂、再生の能力が低下する。日常的に細胞分裂を繰り返している不安定細胞が細胞周期から逸脱するだけでなく、刺激を受けて増殖するはずの安定細胞も増殖しない。このように老化した細胞は、がんや糖尿病などの病気、加齢のプロセスに影響を及ぼす。テロメア短縮による細胞老化は、ヒトの老化や寿命にも密接にかかわっている。

　老化は不可逆な現象のように見えるが、テロメラーゼという酵素はテロメアを伸ばすことができる。細胞のなかでも、さまざまな細胞に分化する能力をもつ幹細胞、生殖細胞、あるいはがん細胞はテロメラーゼによりテロメアの長さを維持している。とくにがん細胞はテロメラーゼの活性が高いために分裂増殖を繰り返すことができると考えられるため、テロメラーゼを阻害するがん治療が研究されている。

### 図 2-5 テロメアとテロメラーゼ

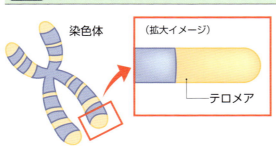

染色体の末端にはテロメアという構造があり、TTAGGG という塩基の繰り返しからなる。

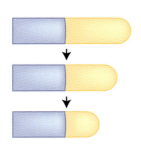

細胞分裂の際、テロメアの一部は複製されないので、テロメアはだんだん短くなる。

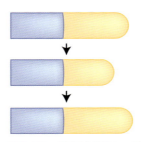

テロメラーゼが結合すると、テロメアは元の長さになる。

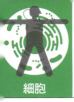

# 細胞障害の原因と反応

## ■細胞障害の因子

　細胞は、細胞内外のさまざまな刺激やストレスに対して、形態や機能を調整することで適応する機能を備えている。しかし、細胞の適応能力を超えたストレスを与えられると、細胞障害（細胞損傷）が発生する。細胞障害の原因、強さ、期間によっては、可逆的に適応して安定した状態に戻ることができるが、一定の範囲を超えた不可逆的な細胞障害では元に戻ることができずに細胞死に至る。

　細胞障害の原因は多様で、事故により強い力が加わることによる物理的外傷もあれば、遺伝子異常によるものもあり、複数の因子が影響し合うこともある。代表的な因子を以下に挙げる。

- 低酸素／虚血（動脈硬化、血栓、窒息、肺疾患など）
- 栄養障害（カロリー、たんぱく質、ビタミンの欠乏、アルコールの過剰摂取など）
- 化学物質（タバコ、殺虫剤、一酸化炭素、アスベスト、薬品の過剰投与など）
- 感染性病原体（細菌、ウイルス、真菌、原虫など）
- 免疫反応（自己免疫反応、アレルギー反応など）
- 遺伝子異常（先天性代謝異常、酵素欠損、自己抗体など）
- 物理的要因（放射線、外傷、異常温度、電気刺激、気圧変化など）
- 老化（細胞のストレス応答能力低下、加齢など）

### 図 2-6 ストレスに対する細胞の応答

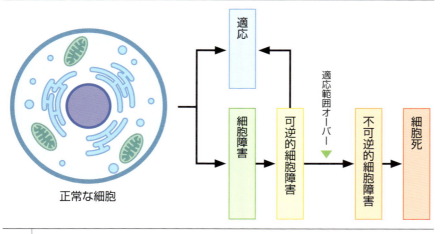

# 細胞障害への適応

## ■適応の種類

ストレスや刺激などの細胞周辺の環境変化に対応する現象を適応という。細胞の数、大きさ、表現型、代謝活性、機能などを変化させる適応により、細胞は恒常性を保っている。適応には、おもに以下の4種類がある。
- 萎縮
- 肥大
- 過形成
- 化生

## ■細胞や組織が小さくなる「萎縮」

細胞の大きさや数が減少して、細胞や組織、臓器が縮小することを萎縮という。萎縮にともなって血流や栄養が減少し、細胞の機能も減弱するが、細胞死することなく維持できている。骨折治療でギプス固定していた足が細くなってしまうことがあるが、これは長期間負荷がかからなかったことによる筋肉の萎縮である。

萎縮の原因としては、骨折や長期の寝たきりによる骨格筋の萎縮（廃用）のほか、ホルモンなど内分泌刺激の消失、血液供給の減少、栄養不足、老化などがある。

### ●褐色萎縮

老化などにより萎縮した心筋細胞や幹細胞は、細胞内の脂質酸化物が生体内色素のひとつであるリポフスチンとして沈着して褐色に見える。リポフスチンは組織の萎縮、消耗にともなって沈着する色素であるため、消耗性色素ともいわれる。

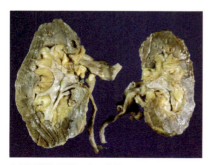

左は正常な腎臓、右は萎縮した腎臓

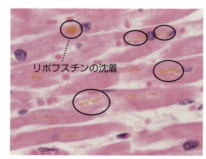

褐色萎縮を示す心筋組織

## ■細胞が大きくなる「肥大」

　細胞の大きさが増大し、組織や器官の容積が大きくなる適応が、肥大である。細胞の数は増えず、サイズだけが大きくなることが特徴で、心筋細胞をはじめとした永久細胞など、おもに分裂能をもたない細胞に起こる。

　肥大は、増殖因子やホルモン刺激によって引き起こされるが、生理的（労作性）肥大と病的肥大に区別される。

### ●生理的（労作性）肥大

　機能の負担（機能的要求）の増大に対して起こり、連続して厳しいトレーニングを行ったスポーツ選手の骨格筋などで見られる。筋細胞が肥大することで筋肉が太くなるだけでなく、機能も増強される。

### ●病的肥大

　病的な肥大は、高血圧症や大動脈弁疾患による心肥大が代表的である。高血圧症によって左心室心筋への負荷が増大し、収縮力が高まるように肥大して適応する。成人男性の心臓重量は 350g 程度であるのに対して、肥大型心筋症の心臓では 500g を超えることもある。

　また、腎臓や肺の片方を摘出したときに、残された側が機能を行うために肥大することや、下垂体腫瘍などで成長ホルモンが過剰になったために末端肥大症などになることもある。

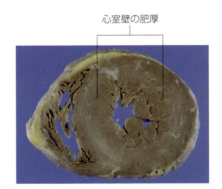

肥大した心臓の横断割面（心室壁の肥厚）

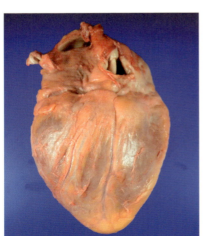

肥大した心臓

## ■細胞の数が増える「過形成」

ある臓器の細胞の数が細胞分裂によって増え、それにともなって臓器や器官が大きくなることを過形成という。細胞が大きくなる肥大とは異なるが、妊娠時のエストロゲン刺激で子宮平滑筋が肥厚するように、内分泌刺激などにより肥大と過形成の両方が起こることもある。

過形成は、細胞から産生される増殖因子によって起こり、生理的過形成と反応性過形成に区別される。

### 図2-7 肥大と過形成

正常

肥大　　過形成

### ●生理的過形成

授乳期の乳腺や子宮内膜では、エストロゲンの刺激により盛んに増殖するために過形成が見られる。また、肝臓の切除手術後など臓器の一部を失ったときに、残った組織が再生することで起きる代償的過形成も、生理的過形成に含まれる。

### ●反応性過形成

たとえばペンだこのような慢性的刺激による表皮の肥厚、消化管の過形成性ポリープ、前立腺肥大における腺上皮の過形成などがある。

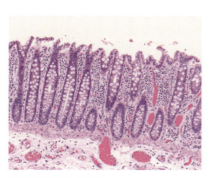

正常な大腸の上皮細胞

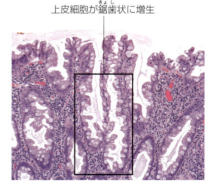

上皮細胞が鋸歯状に増生

大腸過形成ポリープ

## ■他のタイプの細胞に置きかわる「化生」

すでに成熟している細胞がストレスや刺激を受け、そのストレスに対して高い抵抗性を示す他の種類の細胞に転換して置きかわることを化生という。炎症などによる慢性的な刺激がエピゲノム異常をきたし、化生を誘導することが報告されている。

化生は上皮でしばしば見られる。たとえば、喫煙による慢性的な刺激を受けた肺の呼吸上皮が重層扁平上皮に置きかわる扁平上皮化生や、ピロリ菌感染を介した慢性胃炎により胃腺窩上皮が腸上皮に置き換わる腸上皮化生などが挙げられる。

これらの化生した上皮は、それぞれ肺がんや胃がんの発生母地となりうるため注意が必要である。

### ●扁平上皮化生

子宮頸部においては、粘液を分泌する腺上皮が女性ホルモンの影響を受けて、重層扁平上皮に置きかわっていく。

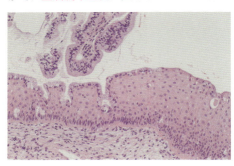

子宮頸部の扁平上皮化生

### ●腸上皮化生

ピロリ菌に感染し慢性胃炎を発症した胃では、粘液を分泌する胃腺窩上皮が、吸収上皮である腸上皮に置きかわる。

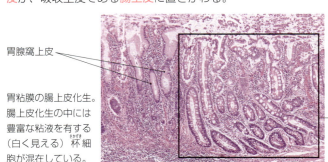

胃腺窩上皮

胃粘膜の腸上皮化生。腸上皮化生の中には豊富な粘液を有する（白く見える）杯細胞が混在している。

腸上皮化生

# 細胞の変性

## ■細胞内外に物質が異常に蓄積する「変性」

　ダメージを受けた細胞の細胞質内や小器官内、または核内に、本来あるべきではない物質が異常に出現したり、元からある物質が異常な量蓄積することがある。このような細胞内外の異常な蓄積を総称して変性という。蓄積される物質は細胞で合成されることもあれば、細胞外で産生されたものが細胞内に取り込まれることもある。

　蓄積される物質は、トリグリセリド、コレステロール、コレステロールエステルといった脂肪、たんぱく質、グリコーゲン、色素（ヘモグロビン、メラニン、ビリルビン、ヘモジデリン、リポフスチンなど）などがある。

　また、顕微鏡の観察においてすりガラスのような色調を呈する硝子変性、カルシウムが沈着する石灰化も変性の一種と考えられる。

### 図2-8 細胞内に物質が異常に蓄積されるしくみ

●脂肪変性

　代謝異常により、実質細胞のトリグリセリドが異常に蓄積された状態。

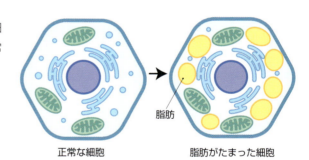

正常な細胞　　　脂肪がたまった細胞

●色素変性

　大気中の炭粉などが体内に侵入して沈着した状態。色素変性には体内で産生された色素が沈着する体内性のものもある。

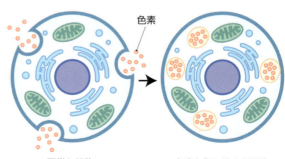

正常な細胞　　　色素を取り込んだ細胞

● 脂肪変性

たんぱく質不足、糖尿病、肥満などの原因により、肝臓、心筋、腎臓などの実質臓器においてトリグリセリドが異常蓄積する。脂肪やアルコールの過剰摂取により肝臓の脂肪化（脂肪肝）が生じる。

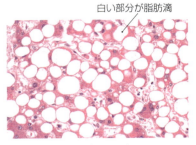

肝細胞の脂肪変性（HE 染色）

白い部分が脂肪滴

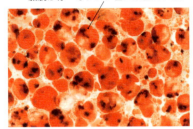

肝細胞の脂肪変性（ズダンⅢ染色）

脂肪が赤～オレンジ色に染色される。

● 水腫（空胞）変性

薬物中毒や低カリウム腎障害などにより、血管内圧や浸透圧が上昇すると、細胞質内に多数の丸い空胞ができる。肝臓や腎臓などの実質臓器、粘膜上皮細胞、筋肉などに見られる。

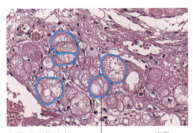

心筋の空胞変性　　空胞

● 粘液変性

粘膜や腺上皮などの上皮細胞で粘液が過剰産生される変性。腺上皮から発生する粘液がんなどで見られる。

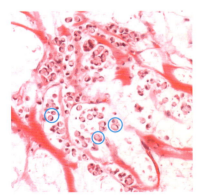

粘液変性を示した胃の粘液がん。細胞内に大量の粘液をふくみ、核が細胞の周辺部に押しやられて印環（指輪）のような形をした印環細胞がんが、多量の粘液の中に浮遊している。

## ●硝子変性

血管や筋肉、骨などの組織において、血管壁などに硬化した線維化が見られる現象で、老化などを原因として現れることが多い。乳腺症の間質、動脈硬化の血管壁、胃潰瘍の瘢痕組織などに見られる。

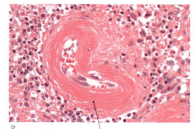

脾硝子変性

血管壁に弱好酸性の無構造物（すりガラス様物質）が沈着し、壁の肥厚と内腔の狭窄が見られる。

## ●アミロイド変性

アミロイドというたんぱく質が肝臓や脾臓、腎臓などに沈着する。多発性骨髄腫や甲状腺がん、結核などにともなうこともあるが、老人性、遺伝性、または原因不明のこともある。

糸球体に沈着したアミロイド

血管壁などに沈着したアミロイド。コンゴー赤染色（光顕下）において橙色に染色される。

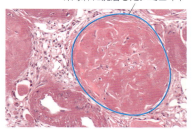

腎アミロイド変性（HE染色）

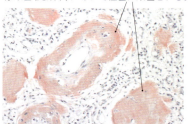

腎アミロイド変性（コンゴー赤染色）

## ●角質変性

皮膚表面の細胞は角質に変化して剥離し（角化）、新たな細胞と置きかわるというサイクルを日常的に繰り返している。この変化が異常に亢進すると過角化症となる。口腔、食道、膣などの粘膜にも見られる。

## ●糖原変性

グリコーゲンの代謝異常により、食道の扁平上皮、腎尿細管上皮や心筋、膵臓のランゲルハンス島β細胞にグリコーゲンが過剰に蓄積する。糖原病（→ p.120）とよばれる遺伝性疾患においても見られる。

グリコーゲンの豊富な重層扁平上皮の肥厚

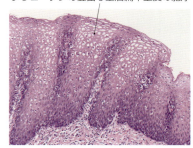

食道扁平上皮の糖原変性

● 色素変性（メラニン）

　妊娠時などに分泌されるメラニン細胞刺激ホルモンが増加し、皮膚、毛髪などに存在するメラニンという色素が、顔面や乳房などに沈着する。メラノサイトが腫瘍化した悪性黒色腫がある。

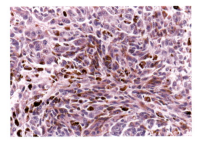

メラニンによる色素変性（悪性黒色腫）

● 色素変性（ビリルビン）

　胆汁色素であるビリルビンは十二指腸に分泌されるが、肝炎や結石などで胆汁が流れなくなると、血液中のビリルビンが増加して、全身の臓器に沈着して黄疸を生じる。

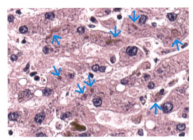

肝細胞の中に蓄積したビリルビン（矢印）

● 石灰化

　排出しきれなかったカルシウムの異常増加などにより、間質にカルシウムが蓄積する。また、高カルシウム血症により正常組織にカルシウムが沈着することが見られる。

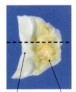

石灰化した大動脈弁の肉眼像。画面右側が弁の付け根で、石灰化した部分が黄色く見える。

先端　弁の付け根

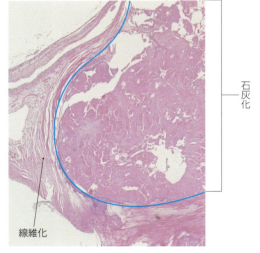

石灰化
線維化

石灰化した大動脈弁の病理像（左の写真の点線部断面）。弁は石灰化により肥厚し、その周囲には線維化が見られる。

● 混濁腫脹

　肝臓や腎臓、心筋などの細胞内に顆粒状の物質（空胞）が見られるため、細胞が腫脹して濁って見える。腎障害や感染症などによって低酸素状態になると見られる。

# 細胞の死

## ■細胞が自殺する「アポトーシス」

不可逆的な傷害を受けた細胞は、最終的に細胞の死（細胞死）に至る。細胞死にはいくつかの異なるメカニズムがあり、さまざまな生理的・病的状況下で生じる細胞死をアポトーシスという。アポトーシスは、外的な要因によるものではなく、生理的な現象として細胞を除去するしくみで、「細胞の自殺」「プログラムされた細胞死」などといわれる。

アポトーシスの原因としては、発生期の細胞の新しい細胞への置き換え、ホルモン依存性組織の生理的退縮、免疫反応における白血球数の減少、潜在的に有害な自己反応性T細胞の除去など、生理的なものと、DNAの損傷、折りたたみ不全たんぱく質の蓄積など病的なものとがある。

アポトーシスの機序は、内因性（ミトコンドリア経路）と外因性（デスレセプター）とに分かれるが、いずれの経路でもカスパーゼという酵素の活性化がスイッチとなって生じる。経時的には、核内DNAの断片化、核崩壊、急速な細胞の退縮に次いで、細胞が断片化していきアポトーシス小体を形成し、死んだ細胞が発するシグナルがマクロファージを呼び寄せ、貪食される。それにより死んだ細胞とその断片が速やかに除去されるため、炎症反応などは起きない。細胞の断片が剥がれ落ちていくようすが、アポトーシスの語源である「枯れ落ちる」ように見える。

### 図 2-9 アポトーシスの経過

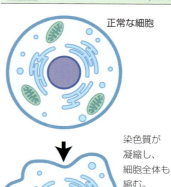

正常な細胞

染色質が凝縮し、細胞全体も縮む。

核クロマチン線維（→p.212）の断片化

細胞膜は破れないまま細胞がちぎれ、マクロファージに食べられる。

### ●アポトーシスの組織像

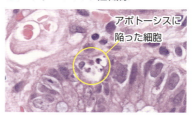

アポトーシスに陥った細胞

大腸上皮のアポトーシス像。核の断片化が見られる。

## ■外的作用による細胞死「壊死」

　細胞死の中でも、細胞外からの作用による不可逆的損傷で起こる細胞死を壊死（ネクローシス）という。

　壊死では、細胞質の好酸性化、核濃縮や核融解といった核の変化があり、細胞が崩壊して細胞内酵素が漏出し、最終的に細胞そのものを消化する（自己融解）。そうして漏れ出した酵素により局所的な炎症が起こる。この点が、細胞膜は無傷のまま細胞死が起こるアポトーシスと大きく異なる。

　壊死は化学的・物理的な傷害に応答したプログラムされない細胞死で、物理的外傷、低酸素・虚血、栄養障害、化学物質暴露、感染などさまざまな不可逆的細胞障害により生じる。経時的には、核やミトコンドリア、小胞体などのほか細胞自体が膨らみ、細胞膜が破れて中身が漏れ出て、核やミトコンドリアの膜も破れる。アポトーシスが短時間で急速に進行するのに対して、壊死は時間をかけて細胞の消化、たんぱく質の変性が進んでいく。

　壊死は形態学的にいくつかの種類に分かれる。壊死の種類ごとに肉眼的な特徴があり、壊死の原因の解明に役立つこともある。おもな壊死の種類は以下のとおりである。

- 凝固壊死
- 融解（液状）壊死
- 脂肪壊死
- 乾酪壊死
- フィブリノイド壊死
- 壊疽性壊死
- 出血性壊死

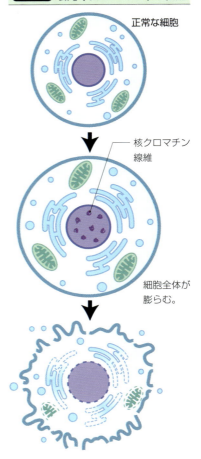

図2-10 壊死（ネクローシス）の経過

正常な細胞

核クロマチン線維

細胞全体が膨らむ。

細胞膜が破れて、核やミトコンドリアも壊れる。

### ●凝固壊死

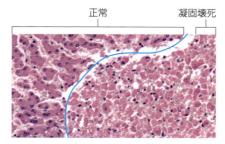

心臓や腎臓など実質臓器で見られる、たんぱく質の分解・凝固を主体とする壊死。循環障害などにより発生する。壊死部では細胞形態を保ったまま、核の消失が見られる。

### ●融解（液状）壊死

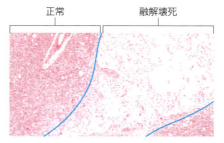

脳などの脂質に富んだ組織に見られる、細胞が原形をとどめず液状になる壊死。循環障害などにより発生する。時間が経過するとしばしば空洞化する。

### ●脂肪壊死

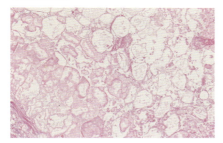

急性膵炎などのときに脂肪細胞の細胞膜が融解する壊死。遊離した脂肪酸はカルシウムと結合する。

### ●乾酪壊死

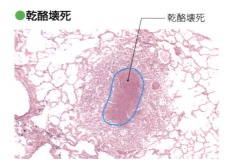

おもに結核菌の感染巣で見られる、壊死をともなった肉芽腫。肉眼的に壊死巣がチーズのように黄白色調を呈することから乾酪壊死とよばれる。

### ●フィブリノイド壊死

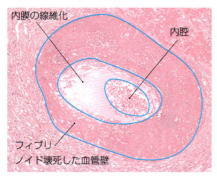

自己免疫疾患の血管炎の際にしばしば見られる。免疫グロブリンや血漿成分フィブリンが血管壁に沈着し、HE染色でピンク色に染色される。

### ●出血性壊死

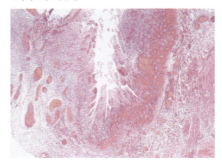

一度梗塞が生じた後に血流が再開し、もろくなった血管が破綻して出血（出血性梗塞）したことによる壊死。血液の二重供給を受ける肺や腸管に梗塞が起こった際などに発症する。

## ■自分で自分を食べる「オートファジー」

オートファジーは、細胞内で合成されたたんぱく質を自ら食べて分解する自食作用（または自己貪食）で、出産直後など飢餓状態になると著しく誘導され、栄養やエネルギーを供給する。また、細胞内の新陳代謝による恒常性維持を担っている。このような生存戦略としてのオートファジーでは、対象を選ばないランダムな自食作用が行われる。

細胞が飢餓状態に陥ると、隔離膜という扁平な小胞が出現し、細胞質のオルガネラ（細胞内小器官）の一部を取り囲むようにして伸長していき、末端が融合してオートファゴソームが形成される。そのオートファゴソームがリソソームと融合すると、オートファゴソームの中身が分解され、得られたアミノ酸は栄養源としてリサイクルされる。

一方で、異常なたんぱく質やオルガネラを狙って分解する選択的オートファジーも行われている。細胞内に異常なミトコンドリアが蓄積することでパーキンソン病を引き起こすなど、神経変性疾患やがん、自己免疫性疾患などの発症にオートファジーがかかわっていることがわかってきた。

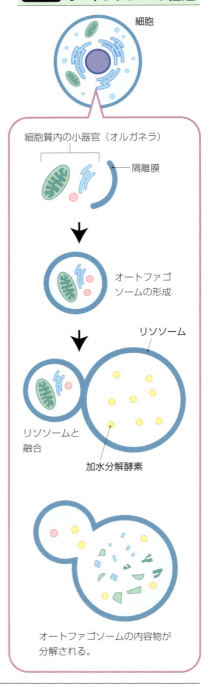

図2-11 オートファジーの経過

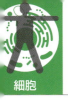

# 細胞や組織の修復

## ■細胞が増殖して元通りになる「再生」

不可逆的傷害を受けた細胞は細胞死に至るが、壊死などにより失われた組織や細胞は、もとの細胞が増殖（細胞分裂）することで補充される。このように失われた部分を元通りにすることを再生という。

細胞分裂のページ（→p.25）で説明したとおり、再生する能力は細胞によって異なり、つねに細胞分裂を繰り返している細胞は「再生能力が高い」ということになる。また、年齢が若いほど再生能力は高い。

再生は細胞が傷害を受けたときにのみ起きるとは限らず、細胞周期の中で老化や死滅した組織が新たに生まれ変わることも再生に含まれる。このように生活過程で生じる再生を生理的再生という。

細胞そのものには問題がなく、病的要因によって組織や細胞が失われた部分が増殖によって再生することを病的再生という。傷害が再生能力を超えていて元通りにできない場合には、損傷部分を瘢痕組織で埋めて傷を治す。こちらは完全な再生ではないので不完全再生とよばれることがある。

### 図2-12 表皮の生理的再生

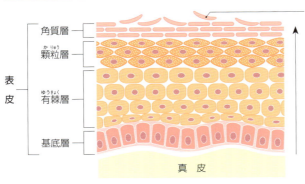

### 再生医療とは

再生不能となり機能障害に陥った組織や臓器に対して、未分化な細胞を用いて機能再生を目指す医療。さまざまな細胞に分化する多能性を持つ幹細胞を人工的につくりだし、その幹細胞を必要とする細胞に分化させて移植する方法などが開発されている。

## ■瘢痕化して修復する「創傷治癒」

外傷などにより組織が欠損する傷を負った場合、欠損部を充填するようにさまざまな細胞が出現し、結合組織が形成され、組織が修復される。このようなしくみを創傷治癒といい、あらゆる臓器や組織で同じように創傷治癒が行われる。

皮膚は表皮、真皮、皮下組織の3層からなり、もっとも表面にある表皮は重層扁平上皮という平らな細胞が重なっている。重層扁平上皮はつねに細胞分裂を繰り返しているため（→ p.25）、上皮のみに傷がある際には再生・修復することができる。しかし、傷がその下の真皮まで達していると、真皮を含めた広い範囲での修復が必要となる。そこで「痂皮（かさぶた）による止血」「炎症」「肉芽組織の形成」「瘢痕組織の形成」という段階を経て、傷口が治っていく。

### ●痂皮による止血と炎症

皮膚が傷ついて出血すると、血液が固まり痂皮ができて出血が止まる。出血した場所に血小板とフィブリンが集まってきて血栓を形成し、止血するとともに、細菌の侵入や体液の蒸発を防ぐ。また、フィブリンの網目が、浸潤する赤血球や白血球の足場として機能する。

傷ついた部分に好中球や単球などの炎症性細胞（免疫細胞）が集まってきて、炎症反応が起きる。傷口に入り込んだ細菌などを好中球が攻撃・排除し、細菌の死骸や壊死組織をマクロファージが貪食するなど、修復するための片づけをするのが炎症反応である。

### 図2-13 皮膚の創傷治癒の流れ

#### ❶創ができる

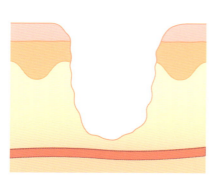

真皮まで組織が欠損。

#### ❷止血と炎症

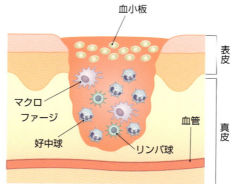

出血した部分に血小板やフィブリンが集まってきて、このあとかさぶたになる。マクロファージが貪食するとともに増殖因子を産生する。

### ●肉芽組織の形成

　マクロファージは残骸を片づけると同時に、増殖因子を産生して、細胞の増殖、遊走（細胞が別の場所に移動すること）、特定の細胞への分化などを促す。増殖因子によって集まってきた線維芽細胞が増殖し、増えた線維芽細胞が膠原線維を蓄積して傷口を埋めていき、線維芽細胞に栄養を送るための毛細血管がつくられる。このようにして組織欠損部を埋めるように線維芽細胞、血管、炎症細胞などが増殖した組織を肉芽組織という。

### ●瘢痕組織の形成

　表皮細胞が遊走して傷口を覆い、肉芽組織により傷の損なわれた部分が補われると、結合組織が再構築される。再構築の過程で不要になった血管や線維芽組織が消えていき、残った膠原線維を主体とする結合組織を瘢痕組織という。傷が大きいときや、再構築の働きが強いときなど、傷口がひきつれた瘢痕拘縮という状態となり、痕が残って見える。

　ちなみに、消化管などほかの組織や臓器に接している組織では、治癒する過程で線維化により周囲の臓器とくっついてしまうこと（癒着）がある。癒着のしかたがよくないと、たとえば腸の変形や狭窄などの問題が生じる。手術で傷口を吻合するときにも狭窄や癒着のリスクがある。

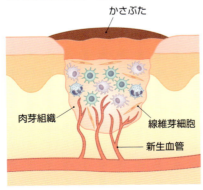

❸肉芽組織形成・線維化

毛細血管がつくられ血管新生が進む。線維芽細胞の増殖、膠原線維の蓄積による肉芽組織が損傷部分を埋める。

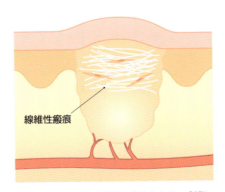

❹再構築（瘢痕化）

傷ついた部分が瘢痕組織に置きかわり、創傷治癒が終了する。

## ■血管の新生

創傷治癒における重要なプロセスのひとつである血管新生は、既存の血管から新しい血管をつくることで、成長、月経、妊娠などのほか、がん細胞が増殖するときにも生じる。そのためがん治療では、血管新生を阻害して栄養が届かないようにすることでがん細胞を死滅させる。

血管新生では、増殖因子が重要な役割を果たしている。酸素や栄養が不足して新たな血管が必要になると、マクロファージなどが産生した血管内皮増殖因子（VEGF：vascular endothelial growth factor）が働き、血管が拡張され、血管内皮細胞の増殖・遊走を促す。

増殖因子を受け取った血管内皮細胞は酵素を分泌して、血管周皮細胞を分離、基底膜を分解し、外に向かうための穴をあける。そこに血管の芽の先端が伸びていくと、その周囲が基底膜、血管周皮細胞などで囲まれ、新しい血管が伸びていく。同じように形成されたほかの新生血管と合流して、新しい血管が完成する。

### 図2-14 血管新生のプロセス

**❶ VEGFによる刺激**

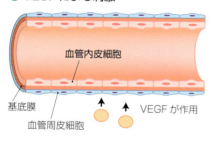

**❷血管周皮細胞の脱落**

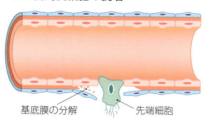

**❸血管内皮細胞の管腔形成**

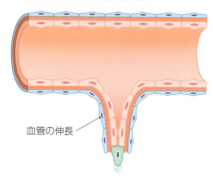

**❹新生血管の形成**

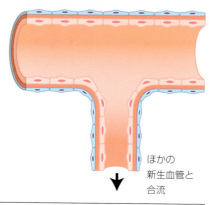

## 2 章のまとめ

### 細胞の構造

●ヒトの体は数十兆個の細胞からできているといわれる。細胞は生物における最小の基本単位とされる。

●ヒトをはじめとした動物の細胞は、大きく分けると、細胞膜、細胞質、核から構成されている。

●細胞膜はリン脂質を主成分とする２層の膜構造をしており、細胞の保護、物質輸送、情報伝達などの役割を担っている。

●細胞質の中にはリボソーム、ゴルジ装置（ゴルジ体）、小胞体、リソソーム、ミトコンドリアなどがあり、細胞小器官（オルガネラ）とよばれる。

●核は、核膜、DNA（デオキシリボ核酸）、核小体からなる。

●細胞膜にはさまざまなタイプの受容体（レセプター）があり、その受容体とぴったり合うリガンドが結合することで細胞内に情報が送り込まれる。

### 細胞増殖のしくみ

●細胞分裂は、細胞周期とよばれる一連のサイクルで起こる。細胞周期は、細胞分裂が起きる細胞分裂期と、準備期間である間期からなる。

●有糸分裂のときには、母細胞（元の細胞）の染色体を娘細胞（分裂後の細胞）に分離する。

●細胞分裂のなかでも、卵子や精子といった生殖細胞を形成するときは減数分裂という特殊な分裂を行う。

●細胞分裂がつねに活発に行われる細胞としては、表皮細胞や骨髄の造血細胞、消化管の腺上皮細胞などがある。細胞や組織の一部が失われても細胞増殖によって補われることを再生という。

●刺激を受けると分裂を開始する細胞としては、肝細胞や血管内皮細胞などがある。

●神経細胞、心筋細胞、水晶体細胞のように分裂・増殖しない細胞もある。

●体細胞分裂の際には、核の中のDNAの二重らせんが一度ほどけ、１本ずつになった鎖を鋳型として、新たな２本鎖DNAが複製される。このような複製を半保存的複製という。

●細胞の染色体の末端には、テロメアという特殊な塩基の繰り返し構造がついていて、細胞分裂のたびに短くなっていく。テロメアがなくなると細胞分裂ができなくなる。

●さまざまな細胞に分化する能力をもつ幹細胞、生殖細胞、がん細胞はテロメラーゼという酵素の作用により、テロメアの長さを維持している。

## 細胞障害の原因と反応

●細胞は、細胞内外のさまざまな刺激やストレスに対して、適応する機能を備えているが、適応能力を超えたストレスを与えられると、細胞障害（細胞損傷）が発生する。細胞障害の原因、強さ、期間によっては、不可逆的な細胞障害が生じ、細胞死に至る。

●細胞障害の原因には、低酸素／虚血、栄養障害、化学物質、感染性病原体、免疫反応、遺伝子異常、物理的要因、老化などさまざまなものがあり、複数の因子が影響し合うこともある。

## 細胞障害への適応

●細胞が、ストレスや刺激など周辺の環境変化に対応する現象を適応という。適応にはおもに萎縮、肥大、過形成、化生の４種類がある。

●細胞の内容物や細胞の数が減少して、細胞や組織、臓器が縮小することを萎縮という。萎縮の原因としては、骨折や長期の寝たきりによる骨格筋の萎縮（廃用）のほか、ホルモンなど内分泌刺激の消失、血液供給の減少、栄養不足、老化などがある。老化などにより萎縮した細胞には、生体内色素のひとつであるリポフスチンが沈着して褐色に見える（褐色萎縮）。

●細胞が増大し、組織や器官の容積が大きくなる適応が、肥大である。細胞の数は増えず、サイズだけが大きくなることが特徴。スポーツ選手の骨格筋などに見られる生理的（労作性）肥大と、高血圧症やホルモンの異常などが原因の病的肥大に区別される。

●ある臓器の細胞の数が細胞分裂によって増え、それにともなって臓器や器官が大きくなることを過形成という。生理的過形成と病的過形成に区別される。

●すでに成熟している細胞が、ストレスに対して高い抵抗性を示す他の種類の細胞に転換して置きかわることを化生という。化生の多くが上皮で見られ、腸上皮化生と扁平上皮化生などが例として挙げられる。

## 細胞の変性

●細胞の内外に異常な量の物質が蓄積することを変性という。蓄積される物質は、細胞内で合成されるものも、細胞外で産生されたものもある。

●脂肪が蓄積した状態を脂肪変性という。肝臓や心筋などの実質臓器にトリグリセリドが蓄積する場合と、細胞の間質や結合組織に脂肪が沈着する場合がある。

●血管内圧や浸透圧の上昇により、肝臓や腎臓などの実質臓器の細胞質内に多数の丸い空胞が生じた状態を水腫(空胞)変性という。

●鼻粘膜の鼻汁や気管支粘膜の痰などのように、上皮細胞が粘液を過剰に産生する変性を粘液変性という。

●血管や筋肉、骨などの組織において、血管壁などに硬化したような線維化が見られる現象を、硝子変性という。老化現象として現れることが多い。

●肝臓や脾臓、腎臓などにアミロイドというたんぱく質が沈着する現象をアミロイド変性という。

●皮膚表面の細胞が角質に変化することを角化とよぶが、この変化が異常に亢進する場合を過角化症という。

●腎尿細管上皮や心筋、膵臓のランゲルハンス島β細胞にグリコーゲンが過剰に蓄積することを糖原変性という。

●色素が沈着することを色素変性という。色素には、体内性のもの(皮膚や毛髪にもともと存在するメラニンや、胆汁に含まれるビリルビンなど)と、体外性のもの(タバコのタールや入れ墨など)がある。

●カルシウムが異常に蓄積した状態を石灰化という。

●肝臓や腎臓、心筋などの細胞内に顆粒状の物質(空胞)があり、細胞が腫脹して濁って見えるものを混濁腫脹とよぶ。腎障害や感染症などによって低酸素状態になると見られる。

## 細胞の死

●さまざまな生理的・病的状況下で生じる細胞死をアポトーシスという。「細胞の自殺」「プログラムされた細胞死」などといわれる。カスパーゼという酵素の活性化がスイッチとなり、核内DNAが断片化・凝縮し、細胞全体も退縮してちぎれ、マクロファージによって貪食される。

●細胞外からの作用による、物理的外傷、低酸素・虚血、栄養障害、化学物質暴露、感染などさまざまな不可逆的損傷で起こる細胞死を壊死(ネクローシス)という。細胞自体が膨らみ、細胞膜が破れて中身が漏れ出る。局所的な炎症が起こる点でアポトーシスと異なる。

●壊死は形態学的に、凝固壊死、融解壊死、脂肪壊死など、いくつかの種類に分かれる。

●細胞が飢餓状態になった際、細胞内の小器官を消化して栄養源としてリサイクルする作用をオートファジーとよぶ。

細胞

## 細胞や組織の修復

●壊死などにより失われた組織や細胞を元通りにすることを再生という。通常の生活過程で生じる再生を生理的再生といい、病的要因によって失われた部分が再生することを病的再生という。

●深い傷を負った場合、組織が再生する代わりに、結合組織が蓄積して組織が修復される。このようなしくみを創傷治癒という。創傷治癒は、「痂皮（かさぶた）による止血」「炎症」「肉芽組織の形成」「瘢痕組織の形成」という段階を経る。

●まず皮膚が傷ついて出血すると、出血した場所に血小板とフィブリンが集まってきて血栓を形成し、痂皮（かさぶた）となって止血するとともに、細菌の侵入や体液の蒸発を防ぐ。

●傷ついた部分に好中球や単球などの炎症性細胞（免疫細胞）が集まってきて、炎症反応が起きる。傷口に入り込んだ細菌などを白血球が攻撃・排除し、細菌の死骸や壊死組織をマクロファージが貪食する。マクロファージは残骸を片づけると同時に、増殖因子を産生する。

●増殖因子によって集まってきた線維芽細胞が増殖し、増えた線維芽細胞が膠原線維を蓄積して傷口を埋めていく。また、線維芽細胞に栄養を送るための毛細血管がつくられる。このようにして組織欠損部を埋めるように線維芽細胞、血管、炎症細胞などが増殖した組織を肉芽組織という。

●肉芽組織により傷の損なわれた部分が補われると、結合組織が再構築される。再構築の過程で不要になった血管や線維芽組織が消えていき、残った組織を瘢痕組織という。

●創傷治癒における重要なプロセスのひとつである血管新生は、既存の血管から新しい血管をつくること。成長、月経、妊娠などのほか、がん細胞が増殖するときにも生じる。

●血管新生では、増殖因子が重要な役割を果たす。酸素や栄養の不足により新たな血管が必要になると、マクロファージなどが産生した血管内皮増殖因子（VEGF：vascular endothelial growth factor）が働き、血管が拡張され、血管内皮細胞の増殖・遊走を促す。

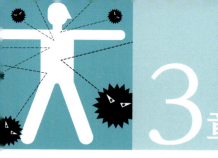

# 3章

## 免疫──非自己への容赦ない攻撃

| | |
|---|---|
| 自然免疫と獲得免疫 | 50 |
| Ⅰ型過敏反応 | 54 |
| Ⅱ型過敏反応 | 58 |
| Ⅲ型過敏反応 | 60 |
| 　　コラム●アルサス反応 | 61 |
| Ⅳ型過敏反応 | 62 |
| 自己免疫疾患 | 64 |
| 臓器移植の拒絶反応 | 66 |
| 免疫不全症候群 | 68 |
| 3章のまとめ | 71 |

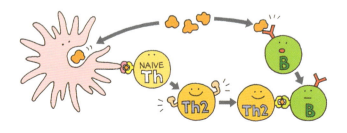

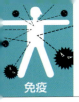

# 自然免疫と獲得免疫

## ■防護壁を突破した病原体を2段階で攻撃

　生体には、細菌やウイルスなどの病原体から自分自身を防御するための免疫という機能が備わっている。病原体は、目、鼻、口、気道、消化管を介して体内に入り込もうとするが、気道や消化管の表面を覆っている粘膜が「物理的な最初の防護壁」となって侵入を防ぐ。しかし、皮膚や粘膜に傷や病変などがあると、侵入を許してしまうことになる。そうしたときに、そこから先に進ませないように免疫がはたらく。

　免疫には、2つの段階がある。体内に侵入した病原体を最初に攻撃するのが、生まれながらに備わっている「自然免疫(先天免疫)」だ。自然免疫を担う主な細胞としては、好中球、マクロファージ、樹状細胞、NK（ナチュラルキラー）細胞などがある。

　侵入者を広く浅く攻撃する自然免疫の先には、ピンポイントに病原体を攻撃する「獲得免疫」が控えている。獲得免疫では、T細胞やB細胞といったリンパ球が中心となってはたらく。

### 図3-1 自然免疫系ではたらくおもな細胞

●**マクロファージ**
　大きな細胞で、病原体や病原体に破壊されて死んだ細胞を貪食。サイトカインを分泌して血液中の好中球を呼び寄せる。

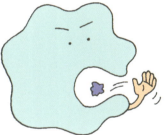

●**好中球**
　数が多く殺傷能力は高いが、寿命が2日しかなく、病原体を殺した後は死滅。膿になり、マクロファージに食べられる。

●**NK細胞**
　血液中を循環する巨大なリンパ球で、ウイルスに感染すると活性化されて感染細胞を破壊しつつサイトカインを分泌。

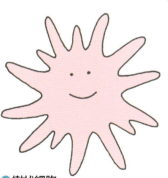

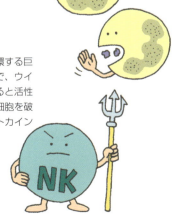

●**樹状細胞**
　木の枝のような突起があり、病原菌を取り込むとリンパ組織に移動して、情報を獲得免疫に伝える。

## ■自然免疫から少し遅れて獲得免疫が発動

　皮膚や免疫のバリアを破って病原体が入り込むと、速やかにマクロファージや樹状細胞、NK細胞などが集まってきて、細胞表面のパターン認識レセプターによって、病原体を「排除すべき非自己」だと認識する。ここから自然免疫による攻撃が始まる。

　食細胞であるマクロファージと樹状細胞は対象物を取り込んで貪食する。病原体を取り込んだ樹状細胞は、病原体の情報をT細胞に受け渡す役割も果たす。貪食したマクロファージは、サイトカインという信号物質を分泌する。この信号が痛みや熱、腫れなどの炎症を引き起こし、炎症が起きた組織の血管から血漿が漏れ出してきて、血漿に含まれる好中球が貪食に加わることになる。

　しかし、自然免疫だけでは駆逐できない病原体も多い。自然免疫の後に登場する獲得免疫は、病原体を取り込んでリンパ節に移動してきた樹状細胞から情報を伝えられるとはたらきはじめる。情報を受け取るとT細胞が活性化し、キラーT細胞が増殖して感染した細胞を攻撃するとともに、マクロファージを刺激して貪食を促す。また、ヘルパーT細胞が増殖して、B細胞が抗体というたんぱく質を産生するようはたらきかける。

　自然免疫は広く浅く攻撃できるのに対して、獲得細胞では情報を受け取った病原体のみをターゲットにする。1種類の病原体ごとに特化した作用（特異性）を発揮するという特徴がある。

### 図3-2 獲得免疫系ではたらくおもな細胞

●ヘルパーT細胞
　リンパ系幹細胞から分化したT細胞のひとつで、B細胞に対して抗体を産生するための情報や指示を出す。

●制御性T細胞
　攻撃が過剰になると自分自身も傷つけてしまうため、キラーT細胞やB細胞に指示を出して攻撃をやめさせる。

●キラーT細胞
　病原体に感染した細胞に穴をあけ、その穴から溶解物質を流し込み、細胞ごと破壊する。

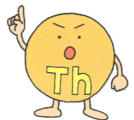

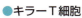

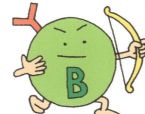

●B細胞
　リンパ系幹細胞から分化し、骨髄中で成熟。ヘルパーT細胞の指示を受けて特定の病原体のみ攻撃する抗体を産生する。

## ■抗原と抗体

　獲得免疫において中心的役割を果たすT細胞とB細胞は、特定の病原体をピンポイントに攻撃することができる。それはT細胞とB細胞の膜にあるレセプター（受容体）の形がそれぞれ異なり、その形に合う病原体成分（抗原）とだけ強く結合するからだ。このような特性を抗原特異性という。また、病原体成分のうち、T細胞受容体やB細胞受容体と結合できるものを「抗原決定基（エピトープ）」とよぶ。

　T細胞とB細胞はどちらも抗原特異性をもつが、受容体の構造が異なる。T細胞受容体が抗原決定基と結合するためには、抗原提示細胞上のMHC分子と抗原ペプチドを認識する必要があるが、B細胞はMHC分子などを介さずに直接抗原を認識できる。しかもB細胞の受容体は抗体となり、分泌されると単体で病原体にくっつき、病原体を無毒化する。

### ●抗原決定基（エピトープ）

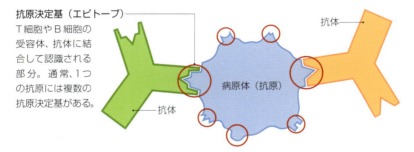

抗原決定基（エピトープ）
T細胞やB細胞の受容体、抗体に結合して認識される部分。通常、1つの抗原には複数の抗原決定基がある。

## ■体液性免疫と細胞性免疫

　獲得免疫では、「液体（体液）に溶けた状態ではたらく抗体」と「免疫細胞そのものによる攻撃」がバランスよくはたらいている。このうち前者を体液性免疫、後者を細胞性免疫という。

　体液性免疫を担う抗体は、B細胞がつくり出す。また、B細胞が分化・成熟して最終的に形質細胞に変化すると、大量の抗体を分泌できるようになる。そうしてつくられた抗体は、感染部位だけでなく、血流にのって体中を巡り、特定の抗原と出会うと結びつき、病原体を無力化（中和作用）する。このような結合反応を抗原抗体反応という。

　一方の細胞性免疫では、キラーT細胞が病原体に侵された感染細胞に結合し、細胞死（アポトーシス→p.37）に導く。がん細胞やがん化する可能性のある異常細胞も強力に破壊することができる。

## 図 3-3 病原体の侵入から獲得免疫の発動まで

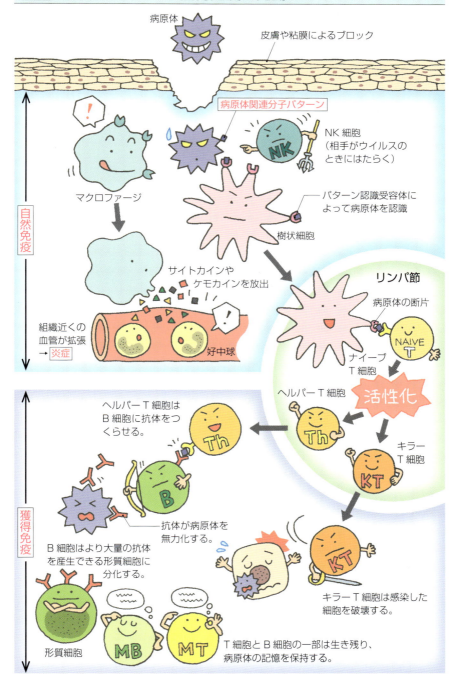

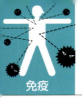

# Ⅰ型過敏反応

## ■免疫の過剰反応「アレルギー」

　免疫とは外敵から自分自身を守るための防衛的な作用だが、過剰な免疫反応により組織傷害を引き起こすことがある。このような傷害性免疫反応を免疫過敏症という。

　免疫過敏症は発症メカニズムによって、大きく4つのタイプに分類される。4つのタイプのうちⅠ型～Ⅲ型は、抗原と抗体が結びつく抗原抗体反応が過剰または異常な状態にある。Ⅳ型は抗体がかかわらないタイプで、T細胞により生じる。

　タイプによって反応の速さが異なり、即時型と遅延型とがあるが、過敏反応により炎症が引き起こされることが全タイプ共通している。

　原因となる抗原は、花粉やハウスダストなどの外来抗原（アレルゲン）と、自分の細胞がつくり出すたんぱく質（自己抗原）があり、前者を「アレルギー」、後者を「自己免疫疾患」とよぶ。

## ■アレルゲンに対する即時的なアレルギー反応

　Ⅰ型過敏反応は感作から数分で起きる即時的反応である。

　花粉やハウスダストなどのアレルゲンが体内に入り込むと、B細胞がつくり出したIgE抗体が周辺のマスト細胞（肥満細胞）に結合する。この状態を「感作」という。マスト細胞は免疫反応を発動させるためにヒスタミンなどの化学伝達物質やサイトカインを放出する。それらの物質が炎症やかゆみなどのアレルギー反応を引き起こす。

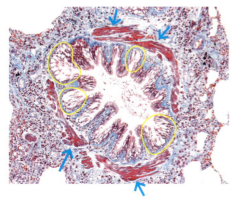

気管支喘息の病理像。平滑筋の肥厚（青矢印）や粘液産生細胞の過形成（円内）などが見られる。

## 図3-4 I型過敏反応のしくみ

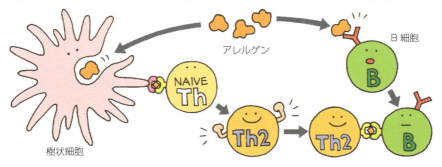

❶樹状細胞からアレルゲンの抗原を提示されたナイーブヘルパーT細胞がTh2細胞に分化。Th2細胞はB細胞を活性化し、B細胞がIgE抗体をつくり出すのを助ける。

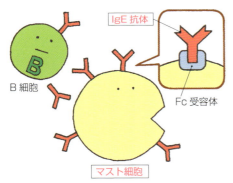

❷マスト細胞の表面のFc受容体に、B細胞が産生したIgE抗体が結合する。

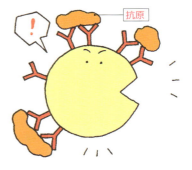

❸2つ以上のIgEに抗原が結合し、その状態が保持されると、マスト細胞が活性化する。

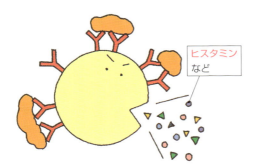

❹マスト細胞がヒスタミンなどの化学伝達物質を放出する（脱顆粒）。化学伝達物質は毛細血管の透過性を亢進させて血漿を組織にしみ出させたり、粘液の分泌を促進したりする。

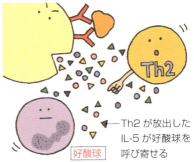

❺マスト細胞から放出された炎症性サイトカインによって好酸球やTh2が呼び寄せられ、数時間後に炎症が起こることもある（遅延型反応）。

## ● I型過敏反応による疾患の例

| 臨床的症候群 | 臨床病理学的所見 |
|---|---|
| 気管支喘息 | 気管平滑筋の収縮亢進による気道閉塞、慢性的な炎症 |
| アレルギー性鼻炎、花粉症 | 粘液分泌亢進、上気道・副鼻腔の炎症 |
| 食物アレルギー | 腸平滑筋収縮による蠕動運動の亢進、それにより生じる嘔吐や下痢 |
| アナフィラキシー | 血管拡張、毛細血管の透過性亢進による急激な血圧低下、上気道浮腫・閉塞、それによる呼吸困難 |

## ■全身性の即時型反応「アナフィラキシー」

　I型過敏反応の現れ方は、どのような経路でアレルゲンに暴露されたかによって決まることがあり、即時型の過敏反応の中には全身性疾患を生じるものもある。蜂毒やペニシリンなどの薬剤、アレルギー食物、ラテックスなどに暴露した場合、アレルゲンが血流に乗って全身に広がり、広範囲の組織中のマスト細胞を活性化させることで「アラフィラキシー」という全身症状が起きる。

　アレルゲンの暴露から数分で強いかゆみ、蕁麻疹、皮膚の紅斑などが現れる。さらに、肺の気管支収縮と粘液の過分泌、咽頭浮腫と上気道閉塞による呼吸困難、消化管の平滑筋収縮による嘔吐や腹部痙攣、全身の血管拡張による急激な血圧低下など、重篤な症状が見られる「アナフィラキシー・ショック」を引き起こす。アナフィラキシー・ショックを起こすと、循環不全により数分で死に至ることもある。

　アナフィラキシー・ショックを起こしたときは、血管透過性と気道の筋収縮を抑制する薬剤（アドレナリン、エピネフリン）を注射することで、症状の進行を緩和させて、ショックを防ぐ必要がある。

### 図3-5 アナフィラキシー・ショックの症状

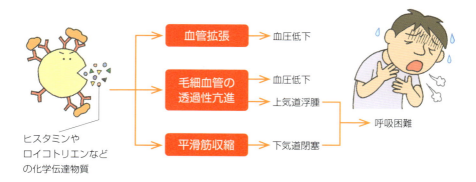

## ■数時間経ってから現れる遅延型

Ⅰ型過敏反応はアレルゲン暴露後数分で症状が現れるが、数時間経ってからサイトカインの刺激で好酸球がロイコトリエンを放出して炎症が起きる遅延（晩期）型反応もある。遅延型反応は数日間続くこともある。

### 図 3-6 即時型反応と遅延型反応

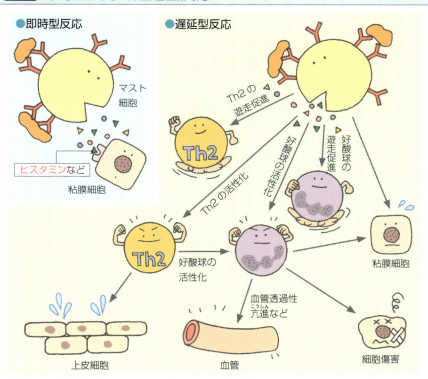

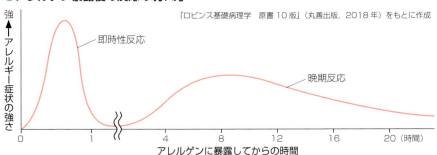

アレルゲンに暴露してから数分で即時反応が起き、2時間から24時間後に晩期反応が起きる。

# II型過敏反応

## ■抗体によって引き起こされる反応

　II型過敏反応は「抗体介在型」「細胞傷害型」などともいわれるタイプで、IgEではなく、IgGとIgMという抗体によって引き起こされる。細胞膜表面上に存在している抗原にIgG抗体が結合すると、抗体の一部に構造変化などが起こり、血液中に含まれるたんぱく質（補体）を活性化する。それによって抗原が存在する細胞の細胞膜を破壊し、細胞傷害を起こす。補体を介さないケースでは、抗体の一部（Fc部分）に結合した細胞傷害性T細胞やNK細胞、マクロファージの貪食を促し（オプソニン化）、細胞が傷害を受ける。

　II型過敏反応としては、異なる血液型（O型を除く）を輸血したときに起きるものがある。輸血の場合は、赤血球表面にある血液型ごとの糖鎖が抗原となるが、異なる血液型の血液を輸血するとIgM抗体が大量につくられて、輸血された血液の糖鎖と結合する。そうすると抗体の一部（Fc部分）が変化して、補体や食細胞を活性化。それらの攻撃によって赤血球が破壊され（急性溶血性輸血副作用）、急性腎不全や播種性血管内凝固症候群（DIC）に進行することがある。

　自己免疫性溶血性貧血では、自分自身の赤血球の膜たんぱく質を抗原とする抗体がつくられ、赤血球のオプソニン化と食細胞の貪食によって発症する。

### ●II型過敏反応による疾患の例

| 疾患 | 臨床病理学的所見 |
| --- | --- |
| 自己免疫性溶血性貧血 | 溶血、貧血 |
| 自己免疫性血小板減少性紫斑病 | 出血 |
| グッドパスチャー症候群 | 腎炎、肺出血 |
| グレーブス病 | 甲状腺機能亢進症 |
| 悪性貧血 | 異常赤血球生成、貧血 |
| ペニシリンアレルギー | 溶血性貧血、血液凝固障害 |

## 図3-7 Ⅱ型過敏反応が起きるしくみ

### ●オプソニン化と補体の活性化

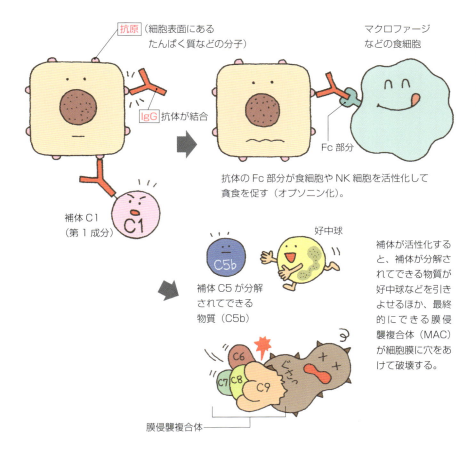

### ●血液型が異なる血液を輸血した場合

血液型がB型の人にA型の血液を輸血すると、抗A型のIgM抗体がA型の赤血球表面に結合してくる。赤血球は、抗体が活性化した食細胞に貪食されたり、活性化された補体のはたらきにより溶解されたりする。

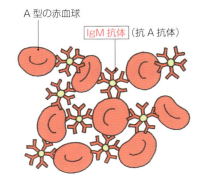

# III型過敏反応

## ■免疫複合体によって引き起こされる反応

　III型過敏反応は「免疫複合体型」といわれるタイプで、IgG抗体が結合した抗原（免疫複合体、抗原-抗体複合体）が補体を活性化することで引き起こされる。免疫複合体は、血清たんぱく質などの可溶性たんぱく質や、ウイルスにより産生された感染性たんぱく質が体内に入り込み、IgG抗体と結合したときに形成される。また、自己抗原に対して抗体を産生する自己免疫によっても形成されることがある。

　形成された免疫複合体は、血液中を循環しながらさまざまな組織に沈着し、補体を活性化する。また、抗体のFc部分に好中球が結合して組織障害を促す。それらによって急性炎症が起き、発熱、蕁麻疹、関節痛、リンパ節腫脹、たんぱく尿などが見られる。

　血液が濾過されて尿や滑液などに変化する臓器では、免疫複合体が濃縮して沈着する。そのため免疫複合体による疾患は、腎臓の糸球体や関節といった部位で見られることが多い。

　1950年代まで、ジフテリアや破傷風の患者に対して、細菌や毒素に対する抗体をもつ馬の血清を投与する血清療法が行われていた。この治療により感染症は治癒するものの、血清投与から7～10日で悪寒、発熱、関節炎、血管炎などが生じた。血清病といわれるこのような全身性の症状は、III型過敏反応によるもので、抗原が排除されるとすみやかに消失する。

### ●III型過敏反応による疾患の例

| 疾患 | 臨床病理学的所見 |
| --- | --- |
| 全身性エリテマトーデス | 腎炎、皮膚病変、関節炎など |
| 連鎖球菌感染後性糸球体腎炎 | 腎炎 |
| 結節性多発動脈炎 | 全身性血管炎 |
| 反応性関節炎 | 急性関節炎 |
| 血清病 | 腎炎、関節炎、血管炎 |

## 図3-8 Ⅲ型過敏反応が起きるしくみ

● 可溶性たんぱく質が抗体と結合して免疫複合体を形成

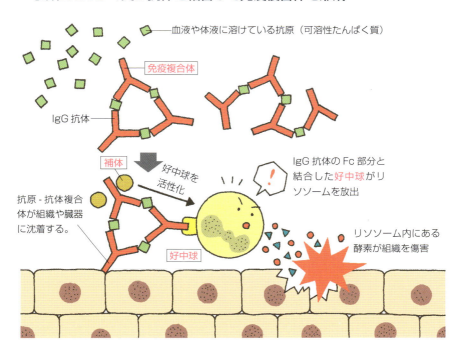

### アルサス反応

　可溶性たんぱく質抗原に対するIgG抗体をあらかじめもっている人にその抗原を注射すると、接種した部位の血管などに炎症が起き、赤みや腫れが生じる反応のこと。接種後4～10時間で症状が現れ、潰瘍をともなうこともある。
　接種により血管壁の中に抗原が広がると免疫複合体が形成され、Ⅲ型過敏反応が起きる。全身性ではなく、反応が局所にとどまるという特徴がある。

# IV型過敏反応

## ■抗体が関与しない反応

　IV型過敏反応は「T細胞介在型」「遅延型アレルギー反応」ともいわれるタイプで、過去に暴露したことのある抗原に再暴露して数日経ってから引き起こされるという特徴がある。また、I～III型のように抗体が関与せず、抗原を認識したT細胞が攻撃することで細胞が傷害される。

　抗原が皮膚から侵入してくると、マクロファージなどの抗原提示細胞がヘルパーT細胞（Th1）を活性化し、活性化したヘルパーT細胞はIFN-γ、IL-2などのサイトカインを放出して炎症反応を引き起こす。ヘルパーT細胞から誘導されたマクロファージもTNF-α、IL-1βなどの炎症性サイトカインを放出するほか、キラーT細胞が活性化されて直接細胞を攻撃することもある。このような炎症を起こす細胞の誘導は、抗体を介した反応より時間がかかるため、24～48時間かかってから症状が現れる。

　昆虫や金属（アクセサリー）、ラテックス、洗剤などに触れて数日してから皮膚のかぶれなどが現れる接触性皮膚炎では、ウルシの抗原成分であるウルシオールや、昆虫がもつたんぱく質、ニッケルなどを抗原として認識する。

　IV型過敏反応には、カンジダなどの真菌、おたふくかぜを引き起こすムンプスウイルスなど、全身のさまざまな臓器や組織に炎症を起こすものもある。

### ●IV型過敏反応による疾患の例

| 疾患 | 臨床病理学的所見 |
| --- | --- |
| 接触性皮膚炎 | 表皮壊死、皮疹や水疱を起こす皮膚炎 |
| 多発性硬化症 | 血管周辺の炎症をともなう中枢神経系（CNS）の脱髄、麻痺 |
| 1型糖尿病 | 膵島炎、β細胞の破壊、糖尿病 |
| 炎症性腸疾患 | 慢性腸管炎症、腸管閉塞 |
| 肉芽腫性炎症 | 慢性炎症のなかに肉芽腫が出現 |

### 図3-9 Ⅳ型過敏反応が起きるしくみ

●抗原に感作されたヘルパーT細胞が免疫を誘導

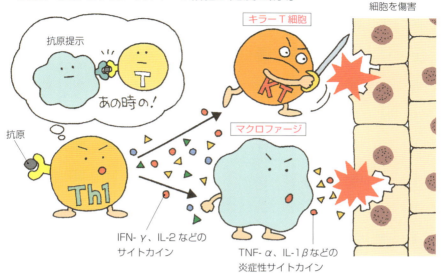

## ■Ⅳ型過敏反応を利用したツベルクリン反応

　結核予防を目的としたBCGワクチンを接種した後、ワクチンの効果を判定するツベルクリン反応は、Ⅳ型過敏反応を応用したもの。結核菌の培養液から分離精製した数種類のたんぱく質（ツベルクリン液）を上腕の皮内に接種し、体内に結核菌に反応するヘルパーT細胞が存在していれば、ヘルパーT細胞が活性化し、48〜72時間後に接種部分に赤みや腫れが現れる。

　ただし、ツベルクリン反応が陽性だとしても、それがBCG接種の影響なのか、過去に結核菌に感染したためかは判断できない。そのため2005年からツベルクリン反応検査は廃止され、直接BCGを接種することになっている。

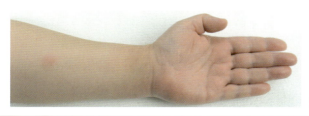

ツベルクリン反応

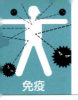

# 自己免疫疾患

## ■自己抗原は攻撃しない「免疫学的寛容」

　免疫とは、自己と非自己を認識して、非自己のみを排除するものである。そのため免疫系には、自己抗原を攻撃しない「免疫学的寛容」というしくみが備わっている。このしくみが正常に働かなくなると、免疫過敏症や自己免疫疾患が起きる。

　免疫学的寛容は、大きく分けて「中枢性寛容」と「末梢性寛容」という2種類に分類される。

　中枢性寛容では、胸腺内や骨髄内に多く存在する自己抗原に対する自己反応性T細胞やB細胞が強く反応するが、結合すると自らアポトーシス（負の選択：ネガティブセレクション）を起こす。そうして自己反応性細胞が消失する。

　中枢神経寛容がはたらかず、末梢まで出た自己反応性T細胞に対してはたらくのが、末梢性寛容である。自己抗原を発現している抗原提示細胞が抑制的にはたらくことで、T細胞やB細胞を不活化させる。この状態をアネルギー（麻痺、免疫不応答）という。

## ■全身性と臓器特異性

　自己抗原を非自己だと誤認することで起きる自己免疫疾患は、全身に影響を及ぼす全身性自己免疫疾患と、特定の臓器だけ影響を受ける臓器特異性自己免疫疾患に分かれる。全身性自己免疫疾患としては、血管と結合組織のフィブリノイド変性が見られる膠原病とよばれる疾患群がある。一方の臓器特異性自己免疫疾患は全身あらゆる臓器に見られ、代表的なものに甲状腺のバセドウ病がある。

　免疫応答の現れ方は、Ⅱ～Ⅳ型の免疫過敏症と共通する。自己反応性のB細胞がIgMやIgGなどの自己抗体をつくり出すⅡ型、Ⅲ型免疫過敏症や、T細胞の活性化によって起きるⅣ型過敏症である。

　自己免疫疾患の根本的な原因は解明されていないが、遺伝的要因がかかわっていることがわかっている。また、溶連菌感染後のリウマチ熱やウイルス感染後の多発性硬化症のように、感染や外傷をきっかけに自己免疫疾患を発症することがある。

## 図 3-10 自己免疫による傷害プロセス

● **遺伝的感受性**

● **環境誘因**
たとえば体外から入ってきた病原体が自分の細胞とよく似た抗原を持っている場合、自己反応性T細胞が活性化されてしまう。

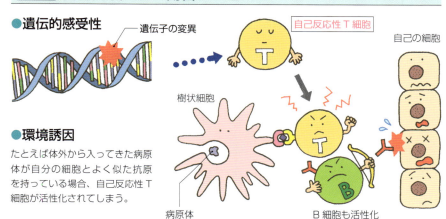

## 図 3-11 おもな自己免疫疾患

● **臓器特異的自己免疫疾患**
- ぶどう膜炎（眼球）
- シェーグレン症候群（涙腺、唾液腺）
- 橋本病、バセドウ病（甲状腺）
- 重症筋無力症（神経筋接合部）
- 多発性筋炎・皮膚筋炎（筋肉）
- 天疱瘡（皮膚）

● **全身性自己免疫疾患**
- 全身性エリテマトーデス
- 関節リウマチ
- 全身性強皮症　など
- 多発性硬化症（中枢神経）
- リウマチ熱（心臓）
- 高安動脈炎（血管）
- 特発性血小板減少性紫斑病（血小板）
- 原発性胆汁性肝硬変（肝臓）　など
- 1型糖尿病（膵臓）
- クローン病（小腸、大腸）
- 潰瘍性大腸炎（大腸）

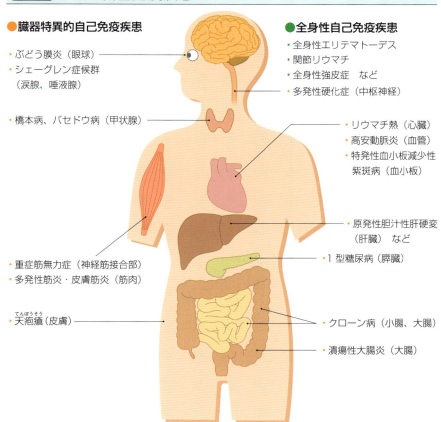

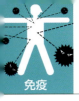

# 臓器移植の拒絶反応

## ■免疫細胞が移植臓器を「異物」と認識して攻撃

　病気や事故によって機能が失われた臓器を、ドナー（提供者）から取り出して移植する臓器移植では、免疫反応が大きな問題になる。ドナーとレシピエント（患者）では細胞に付着している「自己の目印（HLA抗原）」が異なるため、レシピエントの免疫細胞がドナーの移植細胞を異物だと認識し、攻撃してしまうからだ。移植を受けたレシピエントは、そのような拒絶反応が起きない（または最小限にとどめる）ための治療を受けることになる。

　移植後、ドナーの移植片（グラフト）内の抗原提示細胞から抗原を提示されたレシピエントのヘルパーT細胞は、相手を「非自己」だと認識して活性化されて拒絶反応が起きる。

　急性拒絶とよばれるタイプでは、移植直後は正常に機能していても、2〜4週間で炎症や浮腫を起こし、不全状態に陥る。移植した臓器がレシピエントの血管とつながり、数か月から数年間機能した後で起きる慢性拒絶は、B細胞がつくり出した抗体がマクロファージや好中球を誘導。血管の線維化や組織の瘢痕化などが進み、臓器の機能が低下してしまう。

## ■移植片対宿主病（GVHD）

　レシピエントの免疫細胞による拒絶反応とは逆に、ドナー側のT細胞がレシピエントの組織を攻撃することで起きる拒絶反応もある。「移植片対宿主病（graft-versus-host disease：GVHD）」という免疫反応は、造血幹細胞を移植する骨髄移植で起こり、下痢、皮膚炎、肝機能障害など、さまざまな臓器や組織に炎症を生じる。

　白血病などの血液がんの治療で行われる骨髄移植では、ドナーとレシピエントのHLAの遺伝子型が一致していれば、GVHDのリスクが小さくなる。しかし、同じ両親から生まれた兄弟でも、HLA型が完全に一致する確率は4分の1しかない。

### ●移植片対宿主病で傷害されやすい臓器と症状

| | | |
|---|---|---|
| 急性 | 皮膚 | 赤い斑点ができる。重症化すると水疱に。 |
| | 消化管 | 吐き気、食欲低下、下痢 |
| | 肝臓 | 黄疸、全身倦怠感 |
| 慢性 | 皮膚 | 湿疹、皮膚の色の変化、皮膚が硬くなる、脱毛など |
| | 口腔 | 乾燥、口内炎、唾液分泌の低下、味覚障害など |
| | 眼 | ドライアイ、充血、目の痛みなど |
| | 肝臓 | 黄疸 |

## 図3-12 拒絶反応にかかわる免疫細胞

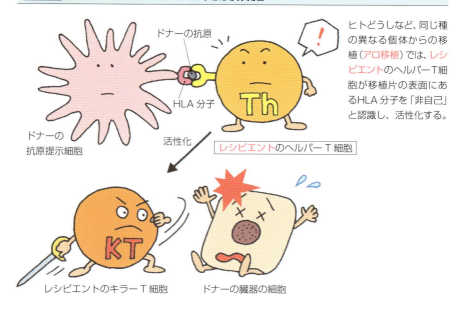

ヒトどうしなど、同じ種の異なる個体からの移植（アロ移植）では、レシピエントのヘルパーT細胞が移植片の表面にあるHLA分子を「非自己」と認識し、活性化する。

レシピエントの樹状細胞やマクロファージがドナーの抗原を取り込み、レシピエントのヘルパーT細胞に対して抗原提示する「間接認識」もある。

## 図3-13 移植片対宿主病（GVHD）のしくみ

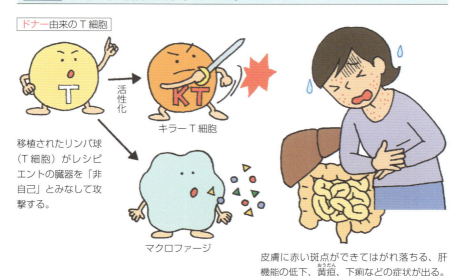

移植されたリンパ球（T細胞）がレシピエントの臓器を「非自己」とみなして攻撃する。

皮膚に赤い斑点ができてはがれ落ちる、肝機能の低下、黄疸、下痢などの症状が出る。

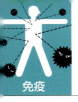

# 免疫不全症候群

## ■先天性（原発性）免疫不全症

　病原体などに対する防衛機能である免疫が正常にはたらかなくなることを、免疫不全という。遺伝子や染色体の異常により起きる免疫不全は先天性（原発性）免疫不全症とよばれ、マクロファージやNK細胞などの自然免疫、またはリンパ球の機能不全を生じる。

　傷害される免疫細胞の種類や部位によって200近くの疾患に分類され、原発性免疫不全症候群として難病に指定されている。代表的な疾患としては、成熟B細胞に分化できないために血中にγグロブリン（Ig）という抗体が欠損する伴性無γグロブリン血症、T細胞がB細胞を活性化しないためIgAやIgEといった抗体が減少する高IgM症候群などがある。これらB細胞機能不全による免疫不全症は、化膿菌感染症にかかりやすい。

　T細胞の成熟障害によるディジョージ症候群は、胸腺の不完全な発達によって発症する。リンパ節や脾臓、末梢血にT細胞が存在せず、ウイルス、真菌などの感染症にかかりやすい。このほかにも、液性免疫不全、免疫調節障害、食細胞の機能不全や欠損、自然免疫異常、補体欠損など、さまざまなタイプの免疫不全症がある。

## ■重症複合型免疫不全（SCID）

　成熟Tリンパ球とBリンパ球の両方で分化障害があり、細胞性免疫応答と液性免疫応答のどちらにも異常がある免疫不全を、重症複合型免疫不全（sever combined immuno deficiency：SCID）という。

　生後間もなく、カンジダ、ニューモシスチス、サイトメガロウイルス、水痘などの細菌に繰り返し感染し、犬吠様の咳嗽、難治性下痢、鵞口瘡（口腔カンジダ症）、発育不全などが見られる。

　SCIDの治療ではHLA型が一致するドナーによる骨髄移植を行う。移植しなければ生後1年以内に亡くなってしまう。近年、レトロウイルスベクターを用いて、リンパ系幹細胞のもととなる造血幹細胞を導入する遺伝子治療の研究が進んでいる。

## 図3-14 リンパ球の分化経路と先天性免疫不全症の障害部位

リンパ球の一種であるT細胞やB細胞は、リンパ系幹細胞から分化・成熟する。遺伝子異常によりその過程が妨げられると、T細胞が担う細胞性免疫応答やB細胞が担う体液性免疫応答、またはその両方が障害される。

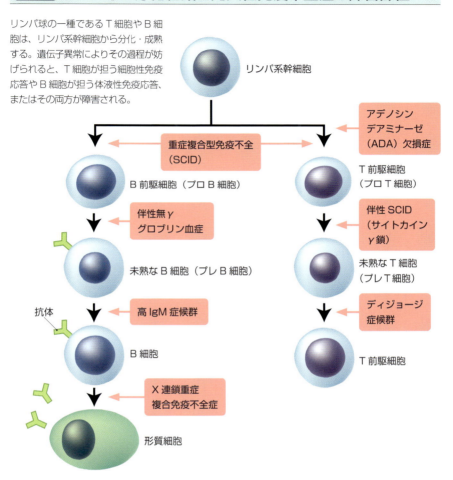

### ●先天性免疫不全

| 障害部分 | 代表的な疾患 |
| --- | --- |
| 複合免疫不全 | X連鎖重症複合免疫不全症、アデノシンデアミナーゼ（ADA）欠損症、オーメン症候群 |
| T細胞成熟不全 | 伴性SCID（サイトカインγ鎖）、ディジョージ症候群 |
| B細胞成熟不全 | 伴性無γグロブリン血症、高IgM症候群 |
| 白血球機能欠損 | 白血球接着不全、慢性肉芽腫症、チェディアック・ヒガシ症候群 |
| 補体系欠損 | C2、C4不全、補体制御たんぱく質不全 |
| 全身性疾患に関連して発症 | ウィスコット・オルドリッチ症候群、毛細血管拡張性運動失調症 |

## ■後天性免疫不全症

　後天性免疫不全症候群（acquired immunodeficiency syndrome：AIDS）は、ヒト免疫不全ウイルス（HIV）に感染することで発症する。HIV は RNA をもつレトロウイルスであり、膜表面に突き出たスパイクたんぱく質を細胞の CD4 たんぱく質と結合させて細胞内に侵入する。そのため、CD4 たんぱく質をもつヘルパー T 細胞、マクロファージ、樹状細胞などがターゲットとなる。

　免疫の司令塔であるヘルパー T 細胞に感染すると、ウイルスの RNA が DNA に置き換えられて T 細胞の遺伝情報に融合する。融合したウイルス遺伝子（プロウイルス）は HIV の部品をつくらせ、その部品が T 細胞の膜をまとった成熟ウイルス粒子となって膜の外に出て行く。その際に T 細胞が破壊され、放たれたウイルス粒子がさらに別の T 細胞に感染する。

　HIV 感染から数年は症状が現れないが、プロウイルスの潜伏感染は続いており、ヘルパー T 細胞が著しく減少すると、健康であればかからないような病原体に次々と感染する日和見感染や、カポジ肉腫などの悪性腫瘍を発症する。現在は、複数の抗ウイルス薬を多剤併用することで HIV 活性を抑え込むことが可能になり、AIDS に至ることは少なくなってきている。

　HIV のほか、がん、糖尿病、栄養不良、慢性感染症、がんに対する化学療法や放射線治療、自己免疫疾患に対する免疫抑制薬などにより、後天性（二次性）免疫不全となることがある。

### ● HIV 感染症の経過

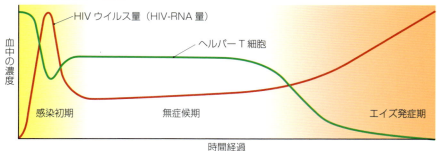

HIV 感染症「治療の手引き　第 21 版」（日本エイズ学会　HIV 感染症治療委員会，2017 年）を一部改変

## 3 章のまとめ

### 自然免疫と獲得免疫

●生体には、病原体から自分自身を防御するための免疫という機能が備わっている。生まれながらに備わっている「自然免疫（先天免疫）」と、ピンポイントに病原体を攻撃する「獲得免疫」がある。

●自然免疫を担う主な細胞としては、好中球、マクロファージ、樹状細胞、NK（ナチュラルキラー）細胞などがある。

●獲得免疫では、T細胞やB細胞といったリンパ球が中心となってはたらく。T細胞とB細胞の膜表面にはそれぞれ形が異なる受容体（レセプター）があり、その形に合う病原体成分（抗原）とだけ強く結合する。これを抗原特異性という。

●獲得免疫には体液性免疫と細胞性免疫があり、体液性免疫はB細胞や形質細胞がつくり出す抗体による免疫反応である（抗体は体液に溶けた状態ではたらくため）。抗体は病原体の抗原と結合することで病原体を無力化（中和作用）する。このような反応を抗原抗体反応という。

●細胞性免疫では、キラーT細胞などの免疫細胞そのものが病原体に感染した細胞を攻撃する。

### Ⅰ型過敏反応

●過剰な免疫反応によって組織傷害が引き起こされる場合、このような反応を免疫過敏症という。発症メカニズムによって大きく4つのタイプに分類され、Ⅰ～Ⅲ型は抗原抗体反応が過剰または異常な状態。Ⅳ型は抗体がかかわらないタイプで、T細胞により生じる。

●Ⅰ型過敏反応は、体内に入り込んだアレルゲンの抗原が、マスト細胞表面のIgE抗体に結合することで生じる。マスト細胞からヒスタミンなどの化学伝達物質が放出されて炎症やかゆみなどのアレルギー反応を引き起こす。アレルゲンに暴露されて数分で症状が出る（即時型）。

●即時型の過敏反応の中には全身性疾患を生じるものもあり、急激な血圧低下や呼吸困難など重篤な症状が見られる「アナフィラキシー・ショック」では数分で死に至ることもある。

### Ⅱ型過敏反応

●Ⅱ型過敏反応は「抗体介在型」「細胞傷害型」などともいわれるタイプで、IgGとIgMという抗体によって引き起こされる。異なる血液型を輸血したときに起きる反応が有名である。

## Ⅲ型過敏反応

●Ⅲ型過敏反応は「免疫複合体型」といわれるタイプで、IgG抗体が結合した抗原（免疫複合体、抗原-抗体複合体）が補体を活性化することで引き起こされる。補体によって活性化した好中球がリソソームを放出し、中に含まれるたんぱく質分解酵素が組織を傷害する。

## Ⅳ型過敏反応

●Ⅳ型過敏反応は「T細胞介在型」「遅延型アレルギー反応」ともいわれるタイプで、過去に暴露したことのある抗原に再暴露して数日経ってから、抗原を認識したヘルパーT細胞によって引き起こされる。接触性皮膚炎が代表的。

## 自己免疫疾患

●本来免疫系には、自己抗原を攻撃しない「免疫学的寛容」というしくみが備わっているが、このしくみが正常に働かなくなると、免疫過敏症や自己免疫疾患が起きる。

●自己免疫疾患は、全身に影響を及ぼす全身性自己免疫疾患と、特定の臓器だけ影響を受ける臓器特異性自己免疫疾患に分かれる。全身性自己免疫疾患としては、膠原病とよばれる疾患群が代表的。臓器特異性自己免疫疾患には甲状腺のバセドウ病などがある。

## 臓器移植の拒絶反応

●臓器移植においては、レシピエント（患者）の免疫細胞がドナー（提供者）の臓器を異物と認識して攻撃する、拒絶反応が大きな問題となる。移植から2～4週間後に起きる急性拒絶と、数か月から数年後に起きる慢性拒絶がある。

●造血幹細胞を移植する骨髄移植においては、ドナー側のT細胞がレシピエントの組織を攻撃することで起きる「移植片対宿主病（graft-versus-host disease：GVHD）」という拒絶反応もある。

## 免疫不全症候群

●遺伝子や染色体の異常により免疫が正常にはたらかなくなることを、先天性（原発性）免疫不全とよぶ。リンパ系幹細胞からT紙胞やB細胞が正常に分化・成熟できないため、さまざまな感染症にかかりやすい。

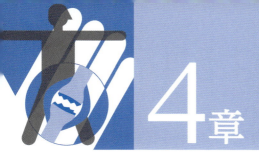

# 4章

## 炎症——諸刃の剣

- 炎症とはどのような反応か ……………………………… 74
- 急性炎症の経過……………………………………………… 76
- 急性炎症の組織学的分類 ………………………………… 80
- サイトカインストーム …………………………………… 83
- 慢性炎症のメカニズム …………………………………… 84
- 慢性炎症の組織学的分類 ………………………………… 86
- 4章のまとめ ……………………………………………… 90

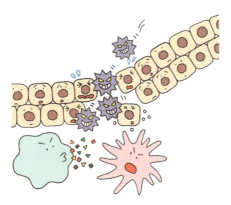
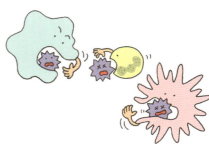

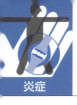

# 炎症とはどのような反応か

## ■炎症とは侵襲に対する生体防御反応

　炎症という言葉には、体にとって有害な反応というイメージもあるが、生体を傷害する作用（侵襲）に対する防御反応である。組織や細胞が傷害されたとき、原因となる因子を排除し、傷害を受けた部分を修復、再生する反応のことを炎症という。

　炎症の原因には、外因性と内因性がある。外因性の原因のうちもっとも頻度が高いのは、細菌やウイルスなどの病原微生物による感染症である。また、外傷、やけどなどの物理的傷害、放射線や化学物質暴露などによる化学的傷害があり、壊死した組織から放出された物質により炎症が引き起こされることがある。内因性の原因としては、アレルギー、免疫過敏症などの免疫反応によるものが代表的だが、尿酸血症やコレステロール結晶の沈着、胆嚢結石や尿路結石による導管狭窄でも炎症が見られる。

## ■急性炎症と慢性炎症

　病原体の侵入や組織壊死といった傷害を受けると、マクロファージや樹状細胞がそれらの刺激を認識して、サイトカインなどのメディエーター（仲介者）を放出する。刺激を受けた局所において血管拡張や血管透過性の亢進が起こり、好中球や単球、血漿たんぱく質が血中からあふれだし（浸潤・滲出）、傷害組織や病原体を除去、修復する。

　炎症はこのような流れで進行し、急性炎症と慢性炎症という2種類に分けられる。急性炎症と慢性炎症では、発症までの時間や関与する細胞、全身への影響が異なり、引き起こされる疾患にも違いがある。

### ●急性炎症

　傷害を受けて最初に起きる反応で、持続時間は数時間から数日程度と短い。原因となる因子を排除すると炎症反応はおさまるが、排除できないと膿瘍を形成する（不完全治癒）ほか、慢性炎症に進行することがある。

### ●慢性炎症

　急性炎症から進行することもあるが、最初から慢性炎症として生じることもある。発症が遅く、持続時間が長いことが特徴で、がんや神経変性疾患、代謝性疾患などさまざまな疾患とかかわることがわかっている。

## 図4-1 炎症の経過

### ●急性炎症と慢性炎症の経過

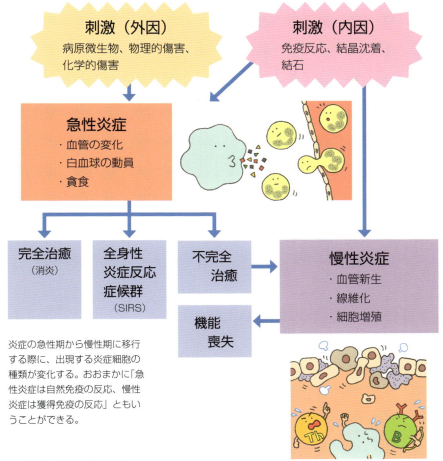

炎症の急性期から慢性期に移行する際に、出現する炎症細胞の種類が変化する。おおまかに「急性炎症は自然免疫の反応、慢性炎症は獲得免疫の反応」ともいうことができる。

### ●炎症の経時的変化

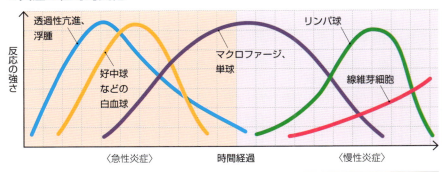

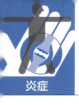

# 急性炎症の経過

## ■数分から数時間で発症

　急性炎症では、血管の拡張、血管透過性の亢進などの血管反応が特徴的であり、発赤、腫脹、発熱、疼痛の「4主徴」が現れる。

　炎症の初期は、刺激を受けた局所の血管が拡張し、血流が増加することでその部分が赤くなる（発赤）。血流が増えた部分は熱感も帯びる（局所の熱感）。また、血管の透過性が亢進することで血液や体液、細胞成分などが組織内に漏れ出て腫れる（腫脹）。血管から漏れ出た白血球が分泌する物質が痛みを感じさせる（疼痛）。さらに炎症性のサイトカインなどが脳の視床下部にある体温調節中枢に働きかけることで全身性発熱が起こる（発熱）。体温が高くなると、免疫細胞が活性化し、体内に入り込んだ病原体が増殖するのを抑えることになる。

　このような炎症が続くと、たとえば喉の炎症により声が出にくくなるといった機能障害をともなうため、機能障害を加えた「5主徴」を炎症の兆候とする。

## ■傷害部位に白血球が集まり、マクロファージが貪食する

　急性炎症に関与する細胞としては、好中球などがある。傷害から6～24時間は好中球が中心となって働くが、寿命の短い好中球はその後アポトーシスにより消失する。48時間以降は、リンパ球、マクロファージなどが中心的役割を果たす。

　メディエーターを受けて活性化された血液細胞の好中球、好酸球、好塩基球といった白血球は、内皮細胞に接着されると、透過性が亢進した傷害部位から血管の外に出る。血管から出た白血球は傷害部位に向かって移動し、攻撃因子を認識すると機能を発揮して、攻撃因子を排除する。

　好中球から少し遅れて反応するマクロファージは、血管拡張や血管透過性を亢進するメディエーターを分泌しながら、攻撃因子を貪食する。また、炎症反応を制御するサイトカインを分泌し、内皮細胞や線維芽細胞を増殖させるなど、修復と再生において重要な役割を果たす。

　すべての攻撃因子を排除し、炎症部位が正常な状態に戻れば炎症の終了（消炎、完全治癒）となる。消炎しても再生能を失った組織が線維化または瘢痕化して残った場合は、不完全治癒となる。消炎に至らず、わずかでも攻撃因子が残っている場合は、慢性炎症に移行することがある。

# ■炎症メディエーターによる血管の変化

　細胞や組織が侵襲されると、マクロファージ、マスト細胞（肥満細胞）、血小板、血漿、血管内皮細胞がさまざまなメディエーター（化学伝達物質：ケミカルメディエーター）を分泌する。これらの物質が血管拡張、血管透過性の亢進などの血管の変化をもたらし、炎症反応を進行させる。

　炎症にかかわるメディエーターは、炎症部位に存在しているマスト細胞などが産生するヒスタミンなどのほか、血液中を循環している前駆物質とよばれる化学物質が刺激を受けて活性化して生成されることもある。

　急性炎症で最初に現れる血管拡張では、炎症部位のマスト細胞がヒスタミンを、血管内皮細胞が一酸化窒素（NO）を分泌して血管壁を緩める。血管外の間質に滲出する血漿たんぱく質に含まれる血漿由来メディエーターは、肝臓で産生されたキニンや補体などである。

　アラキドン酸から産生されるプロスタグランジンやロイコトリエンは、急性炎症における血管や全身の反応を刺激する。マクロファージや血管内皮細胞が分泌する炎症性サイトカインは、免疫反応や炎症反応の惹起と制御を行う。IL-1βやTNF-αといったサイトカインは、白血球の内皮細胞への接着や血管外への遊走を促進する役割も担っている。

## ●おもな炎症メディエーター

| 作用 | | 分泌する細胞 | マクロファージ | マスト細胞 | 血小板 | 血漿 | 血管内皮細胞 |
|---|---|---|---|---|---|---|---|
| 発痛物質 | ブラジキニン | 血管拡張、血管透過性亢進、発痛 | | | | ○ | |
| | セロトニン | 血管収縮、発痛 | | ○ | ○ | | |
| | ヒスタミン | 血管拡張、血管透過性亢進 | | ○ | ○ | | |
| アラキドン酸代謝物 | プロスタグランジン | 血管拡張、血管透過性亢進 | ○ | ○ | ○ | | ○ |
| | ロイコトリエン | 白血球遊送作用、血管透過性亢進 | | ○ | | | |
| 炎症性サイトカイン | IL-1β、IL-6（インターロイキン） | プロスタグランジンなどを合成 | ○ | | | | ○ |
| | IFN-γ（インターフェロン） | 細胞やウイルスの増殖抑制 | ○ | | | | ○ |
| | TNF-α（腫瘍壊死因子） | 血管透過性亢進 | ○ | | | | ○ |

## 図4-2 急性炎症が始まってから収まるまで

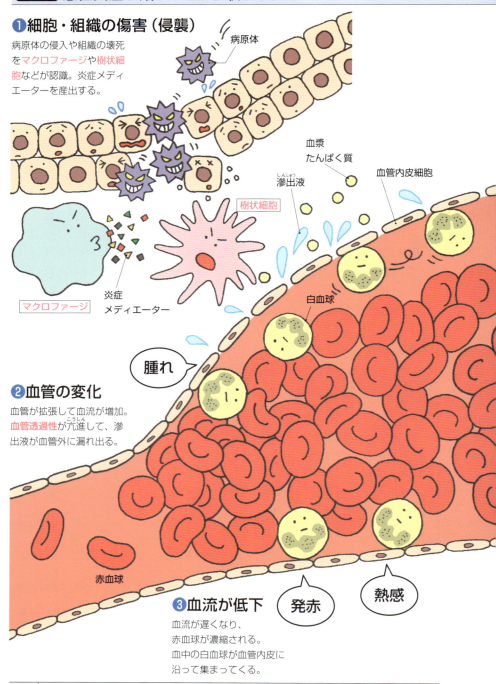

## ❹白血球の遊走

血管内の白血球が回転。活性化した白血球（特に好中球）は内皮細胞に接着され、内皮細胞に沿って遊走して基底膜の外に出る。

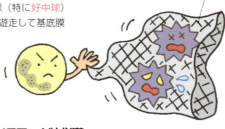

## ❺血管外で貪食・NETs が捕獲

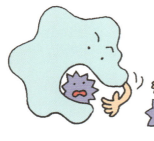

感染性病原体や炎症メディエーターに反応した好中球は、自身のクロマチンを放出して網状の構造物 NETs（好中球細胞外トラップ）を形成し、病原体を捕獲・殺菌する。

活性化された貪食細胞が病原体や壊死（えし）組織を取り込み分解。

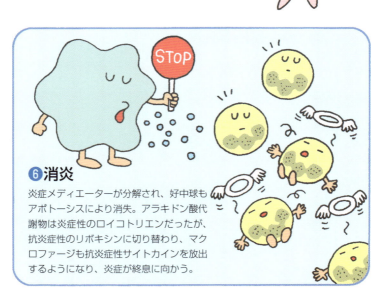

## ❻消炎

炎症メディエーターが分解され、好中球もアポトーシスにより消失。アラキドン酸代謝物は炎症性のロイコトリエンだったが、抗炎症性のリポキシンに切り替わり、マクロファージも抗炎症性サイトカインを放出するようになり、炎症が終息に向かう。

炎症

# 急性炎症の組織学的分類

## ■漿液性炎

急性炎症の初期に認められる、血清成分および少量の好中球の滲出が見られる軽度の炎症。

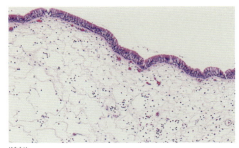

鼻茸（鼻ポリープ）。滲出液の間質（白っぽく見える部分）の中に好酸球や好中球が浸潤している。

## ■線維素性炎

好中球を含む炎症細胞浸潤とともに、フィブリン（線維素）が豊富に析出する炎症。

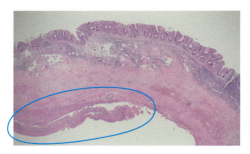

線維素性炎の病理像。漿膜面(円で囲んだ部分)にフィブリンの析出が見られる。

## ■出血性炎

漿液性炎、線維素性炎、あるいは化膿性炎に加え、出血が目立つ炎症。

インフルエンザ、ペスト、細菌性赤痢などの細菌感染で見られる。腸管出血性大腸菌O157感染では、O157が産生するベロ毒素による出血性炎が生じる。

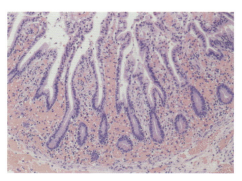

出血性大腸炎。粘膜固有層に出血（多数の赤血球が血管外に認められる）を伴った炎症が見られる。

# ■化膿性炎

好中球浸潤が目立つ炎症。肉眼的には、多量の好中球、壊死物などからなる膿が形成される。病理組織学的に、膿瘍、蜂窩織炎（蜂巣炎）などに分類される。

ブドウ球菌や連鎖球菌、肺炎球菌などの化膿性肺炎によっても引き起こされる。

## ●膿瘍

膿が限局して溜まっているもの（限局性化膿性炎症）を膿瘍という。肺や肝臓、脳などで見られる。

## ●蜂窩織炎

化膿性炎が皮下組織などの結合組織にびまん性に広がるものを蜂窩織炎とよぶ。

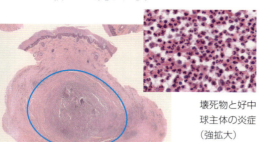

壊死物と好中球主体の炎症（強拡大）

境界が比較的明瞭な皮膚膿瘍（弱拡大）

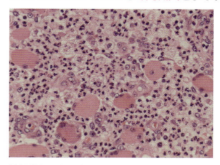

筋組織内の化膿性炎症

# ■潰瘍

急性炎症の結果、上皮を含む組織が欠損した状態。粘膜筋板までの欠損をびらん、それより深部に欠損が見られるものを潰瘍とよぶ。

潰瘍ができやすい部位は、口腔、胃、腸管、生殖器の粘膜、下肢の皮膚や皮下組織など。

# ■壊死性炎

組織の壊死に細菌感染が加わった炎症を壊死性炎という。壊死性炎に腐敗菌感染が加わり腐敗分解が生じた炎症は壊疽性炎という。ガス発生細菌によるガス壊疽が典型的で、悪臭をともなう。

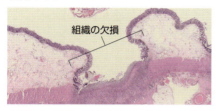

大腸潰瘍。粘膜〜固有筋層の一部まで、組織の欠損が見られる。

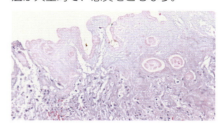

急性壊疽性胆嚢炎

## 図4-3 3種類の急性炎症をたどる急性虫垂炎

大腸の入口の盲腸先端にある5〜10cm程度の突起物である虫垂が炎症を起こす急性虫垂炎は、進行するに従って、さまざまな分類の急性炎症を生じる。

### ●カタル性炎症

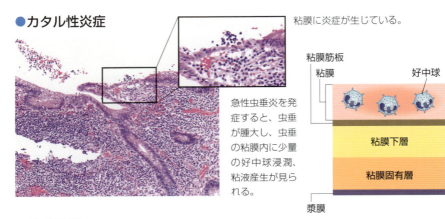

粘膜に炎症が生じている。

急性虫垂炎を発症すると、虫垂が腫大し、虫垂の粘膜内に少量の好中球浸潤、粘液産生が見られる。

### ●化膿性炎症

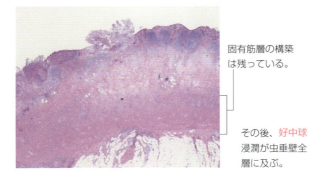

固有筋層の構築は残っている。

その後、好中球浸潤が虫垂壁全層に及ぶ。

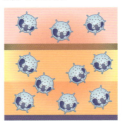

炎症が全体に広がっている。

### ●壊疽性炎症

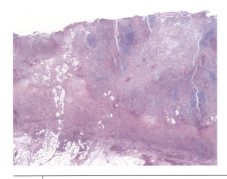

さらに進行すると、虫垂壁全層に壊死をともない、壊疽性虫垂炎に至る。この頃には虫垂の壁構造は原型をとどめていない。穿孔をきたすこともある。

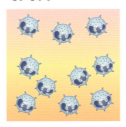

固有筋層が不明瞭化し、虫垂の壁構造は原型をとどめていない。

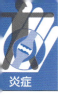

# サイトカインストーム

## ■免疫の暴走による過剰な炎症

　急性炎症が終息に向かうとき、炎症を促していた炎症性サイトカインの放出は弱まり、ブレーキ役となる抗炎症性サイトカインが放出されて炎症がおさまる。ところが、このしくみがうまく働かないと、免疫が暴走して、必要以上に炎症性サイトカインが分泌され続け、免疫細胞が活性化され続けて炎症が止まらない。このような状態をサイトカインストームという。

　新型コロナウイルス感染（COVID-19）では、肺や血管などに強い炎症が起きることが報告されているが、これらの一部にもサイトカインストームが影響していると考えられている。

### 図 4-4 サイトカインストームが起きるしくみ

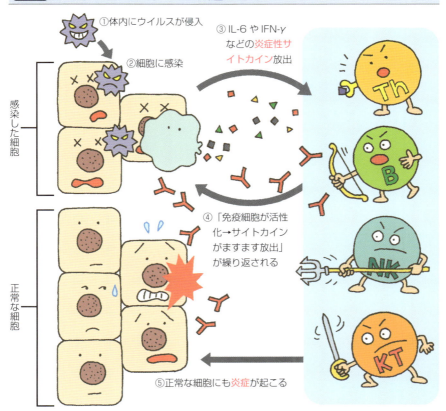

# 慢性炎症のメカニズム

## ■マクロファージが中心的役割を果たす

　慢性炎症は、急性炎症に比べて持続期間が長く、数週間から数か月、数年にわたって炎症が続く。慢性炎症の発症については、急性炎症から移行することもあるが、急性炎症に見られるような発赤や腫脹といった4兆候の自覚がなく、潜行性に発症することも多い。

　急性炎症と慢性炎症では、持続期間のほかにもいくつかの異なる点がある。なかでも特徴的なのは、炎症を担う免疫細胞の違いである。急性炎症では好中球が中心となるのに対して、慢性炎症ではリンパ球や形質細胞、マクロファージが中心的役割を果たす。

　慢性炎症におけるマクロファージの役割は貪食と排除に限らず、炎症メディエーターを分泌し、リンパ球の一種であるT細胞に抗原を提示してT細胞からのシグナルに反応するなど、炎症を制御している。好酸球、マスト細胞といった免疫細胞も重要な働きをしている。

### ●急性炎症と慢性炎症の違い

|  | 急性炎症 | 慢性炎症 |
| --- | --- | --- |
| 発症・期間 | 急激・数時間～数日 | ゆっくり・数日～数年 |
| おもな免疫細胞 | 好中球、マクロファージ | リンパ球、形質細胞、マクロファージ |
| マクロファージの役割 | 貪食、排除 | 監視、制御 |
| 血管の変化 | 血管拡張 | 増殖 |
| 線維化 | ほとんどない | あり |

## ■慢性炎症の原因

　慢性炎症のおもな原因としては、持続する感染症、免疫過敏症、中毒性物質への長期的暴露といったものがある。

　感染症は結核、ウイルス、真菌、寄生虫などによるもので、肉芽組織を形成することがある。免疫過敏症にかかわる慢性炎症は、免疫の過剰な反応によって起こるもので、全身性エリテマトーデス（SLE）をはじめとした自己免疫疾患、炎症性腸疾患などの疾患となって現れる。中毒性物質としては、長期間にわたって吸入すると珪肺症という肺疾患を引き起こすシリカ微粒子などがある。

## 図4-5 炎症におけるマクロファージとリンパ球の働き

炎症の現場に集まったマクロファージ（→p.50）は活性化する際、2種類のマクロファージになる。M1細胞は炎症反応を起こすほか、貪食による殺菌・抗腫瘍作用をもたらす。M2細胞は異物や老廃物組織を処理したり、損傷した組織を修復したりする。

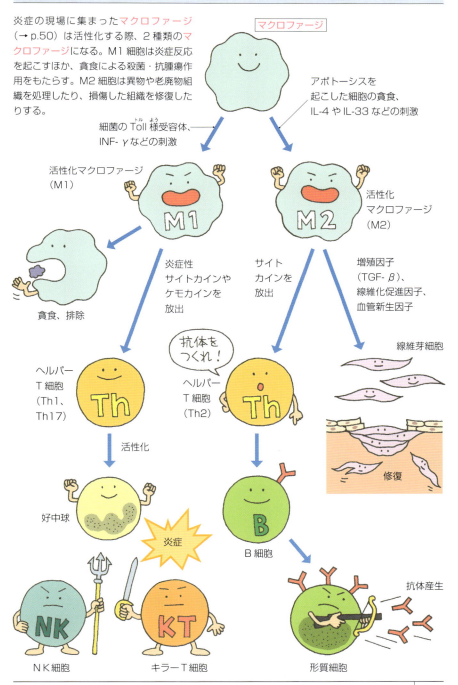

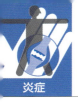

# 慢性炎症の組織学的分類

## ■慢性増殖性炎症

慢性炎症は、マクロファージ、リンパ球、形質細胞による浸潤が見られ、長期間におよぶ攻撃や組織破壊が持続している。そのために血管新生や線維化という形態学的特徴が見られる。

慢性炎症のなかでも、線維芽細胞と新生血管の増殖をともない、細胞成分と結合組織の増加という特徴をもつものを慢性増殖性炎という。慢性増殖性炎が長期間継続すると、線維化が進行し、組織が変形することがある。また、ウイルス性感染症でもこのタイプの慢性炎症が見られることが多い。

慢性増殖性炎のなかでも慢性非特異性増殖性炎とよばれるタイプは、自己免疫疾患の一種である膠原病のさまざまな臓器において見られる。

### ●ウイルス感染

難治性のウイルス性肝炎であるC型肝炎が典型的。肝炎ウイルスによる慢性増殖性炎が長期間継続し、門脈域を中心に線維化が進み、肝硬変に進行する。

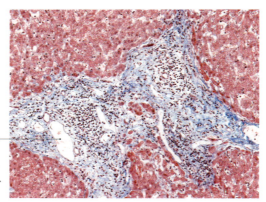

大滴性の脂肪沈着

C型肝炎ウイルスの感染による慢性増殖性炎。門脈域のリンパ球の浸潤、線維性拡大が見られる。

### ●慢性非特異性増殖性炎

珪肺症や慢性唾液腺炎など、体内で処理できなかった中毒性物質に長期間暴露されることで起こる。特発性、またはアレルギー性の肺線維症でも見られる。

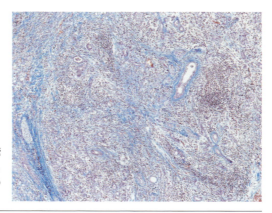

慢性顎下腺炎。腺房細胞が萎縮し、導管の周囲では慢性炎症細胞浸潤とともに、線維化している部分が青く染まっている（マッソン・トリクローム染色）。

## ■肉芽腫性炎症

慢性炎症の1つである肉芽腫性炎症は、マクロファージに由来する類上皮細胞や多核巨細胞が集簇して結節を形成する特異的な炎症像である。肉芽腫性炎症をきたす疾患として、一部の感染症（結核、真菌など）、サルコイドーシス、クローン病などが挙げられる。

### ●乾酪性肉芽腫

代表的な疾患として結核が挙げられる。中心部が乾酪壊死（→p.39）に陥り、その周囲を類上皮細胞、Langhans巨細胞、リンパ球などがとりまき、肉芽腫を形成する。

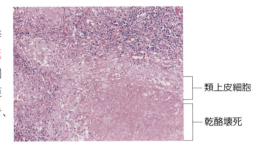

類上皮細胞
乾酪壊死

### ●非乾酪性肉芽腫

サルコイドーシスはリンパ節や肺、心臓、肝臓などの多臓器に肉芽腫が形成される原因不明の疾患。壊死をともなわない肉芽腫形成が特徴である。同様の肉芽腫は梅毒やクローン病、ハンセン病などでも見られる。

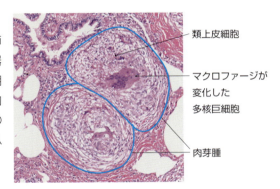

類上皮細胞
マクロファージが変化した多核巨細胞
肉芽腫

### ●異物肉芽腫

手術で用いた縫合糸や美容整形で挿入したシリコンゲルなどの異物に対する反応で、異物周辺に異物型巨細胞が出現する。

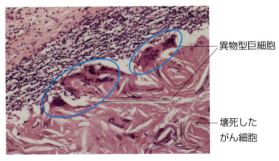

異物型巨細胞
壊死したがん細胞

化学療法により壊死したがん細胞を貪食するように、異物型巨細胞が壊死物を取り囲んでいる。

# ■自己免疫疾患

自己を非自己だと誤って認識したことで自然免疫系が活性化され、炎症性サイトカインなどが過剰分泌されて起こる慢性炎症の疾患である。ぜんそくやアトピー性皮膚炎などのアレルギー性疾患、関節リウマチなどが代表的で、組織学的分類では慢性増殖性炎症に分類される。

## ●全身性エリテマトーデス（SLE）

皮膚、関節、腎臓、漿膜など、全身のさまざまな臓器を傷害する。症状、形態学的変化ともにきわめて多彩。

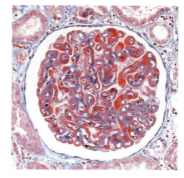

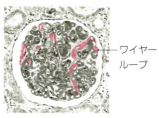

ワイヤーループ

全身性エリテマトーデスによるループス腎炎。毛細血管の基底膜が免疫複合体（→ p.31）の沈着により肥厚したワイヤーループ病変が見られる。

## ●関節リウマチ

関節を傷害する全身性の自己免疫疾患で、末梢関節に対称性に炎症が生じる。それにより全身症状をともなって関節が破壊される。

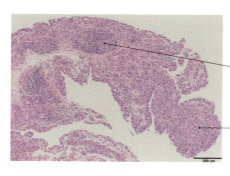

リンパ球が集合して濾胞を形成している。

関節の内部にある滑膜組織が絨毛状に増殖する。

## ●全身性硬化症（強皮症）

皮膚をはじめ、関節、消化管、肺、腎臓などの多臓器において慢性炎症が起きる。サイトカインが線維芽細胞を活性化することで起きる過剰な線維化を特徴とする。

全身性硬化症（強皮症）。皮膚の真皮層に膠原線維が増加する。

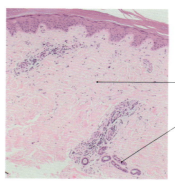

真皮の線維化が目立つ。

残存した皮膚付属器

## ●潰瘍性大腸炎

慢性・再発性の経過を特徴とする難治性炎症性腸疾患で、20〜30歳代の若年者に好発する。クローン病とは発症部位や炎症パターンが異なる。

潰瘍性大腸炎。粘膜内に高度の炎症が生じ、陰窩の形が乱れている。一部に陰窩膿瘍が見られる。

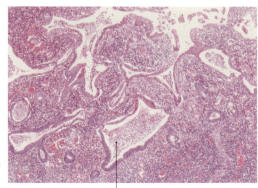

陰窩膿瘍（陰窩内部に好中球が浸潤している）

## ●尋常性天疱瘡

皮膚や粘膜に病変が見られる自己免疫性水疱性疾患で、表皮内に水疱を形成する。自己抗体が表皮細胞間の結合を阻害するために水疱ができると考えられている。

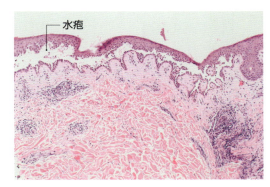

天疱瘡の水疱部。表皮内（基底層直上）に水疱ができている。

## ●橋本病

甲状腺に対する自己抗体ができることで、慢性的な炎症が起こり、甲状腺実質細胞が破壊され、甲状腺の機能が低下する疾患。痛みをともなわない甲状腺の肥大として発見されることが多い。

甲状腺の実質内に、リンパ球や形質細胞の浸潤、リンパ濾胞の形成が見られる。

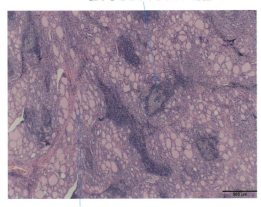

胚中心をともなうリンパ濾胞

甲状腺組織は破壊され、萎縮している。

## 4 章のまとめ

### 炎症とはどのような反応か

●炎症は、生体を傷害する作用（侵襲）に対する防衛反応である。

●炎症の原因には、外因性と内因性がある。外因性の原因のうちもっとも頻度が高いのは、細菌やウイルスなどの病原微生物による感染症である。また、外傷、やけどなどの物理的傷害、放射線や化学物質暴露などによる化学的傷害がある。内因性の原因としては、アレルギー、免疫過敏症などの免疫反応によるものが代表的。

●炎症は、急性炎症と慢性炎症の2種類に分けられる。急性炎症は傷害を受けて最初に起きる反応で、持続時間は数時間から数日程度と短い。慢性炎症は発症が遅く、持続時間が長いことが特徴。急性炎症から進行することもあるが、最初から慢性炎症として生じることもある。

### 急性炎症の経過

●急性炎症では血管反応が特徴的であり、発赤、腫脹、発熱、疼痛の「4主徴」が現れる。

●急性炎症に関与する細胞としては、好中球などの白血球がある。活性化された好中球は、血管の内皮細胞に接着されると、透過性が亢進した傷害部位から血管の外に出る。血管から出た白血球は傷害部位に向かって移動し、攻撃因子を認識すると機能を発揮して、攻撃因子を排除する。傷害から6〜24時間は好中球が中心となって働くが、その後アポトーシスにより消失する。

●少し遅れて48時間以降に反応するマクロファージは、血管拡張や血管透過性を亢進するメディエーターを分泌しながら、攻撃因子を貪食する。また、炎症反応を制御するサイトカインを分泌し、内皮細胞や線維芽細胞を増殖させるなど、修復と再生において重要な役割を果たす。

●細胞や組織が侵襲されると、マクロファージなどがさまざまなメディエーター（化学伝達物質：ケミカルメディエーター）を分泌する。これらの物質が血管拡張、血管透過性の亢進などの血管の変化をもたらし、炎症反応を進行させる。また、アラキドン酸から産生されるプロスタグランジンやロイコトリエンは、急性炎症における血管や全身の反応を刺激し、IL-1$\beta$やTNF-$\alpha$といったサイトカインは、白血球の内皮細胞への接着や血管外への遊走を促進する役割も担っている。

## 急性炎症の組織学的分類

● 急性炎症は組織学的に次の5つに分類することができる。

● 漿液性炎は急性炎症の初期に認められる、血清成分および少量の好中球の滲出が見られる軽度の炎症。

● 線維素性炎は、好中球を含む炎症細胞浸潤とともに、フィブリン（線維素）が豊富に析出する炎症。

● 出血性炎は、漿液性炎、線維素性炎、化膿性炎とともに、出血が目立つ炎症。

● 化膿性炎は好中球浸潤が目立つ炎症。肉眼的には、多量の好中球、壊死物などからなる膿が形成される。膿が限局して溜まっているもの（限局性化膿性炎症）を膿瘍、化膿性炎が皮下組織などの結合組織に広がるものを蜂窩織炎とよぶ。

● 潰瘍は、急性炎症の結果、上皮を含む組織が欠損した状態。粘膜筋板までの欠損をびらん、それより深部に欠損が見られるものを潰瘍とよぶ。

● 壊死性炎は組織の壊死に細菌感染が加わった炎症。

## サイトカインストーム

● 急性炎症が終息に向かうべきときに、必要以上に炎症性サイトカインが分泌され続け、免疫細胞が活性化され続けて炎症が止まらない状態を、サイトカインストームという。新型コロナウイルス感染（COVID-19）では、肺や血管などに強い炎症が起きることが報告されているが、これらの一部にもサイトカインストームが影響していると考えられている。

## 慢性炎症のメカニズム

● 慢性炎症は急性炎症に比べて持続期間が長く、数週間から数か月、数年にわたって炎症が続く。急性炎症から移行することもあるが、急性炎症に見られるような発赤や腫脹といった4兆候の自覚がなく、潜行性に発症することも多い。

● 急性炎症では好中球が中心となるのに対して、慢性炎症ではリンパ球、形質細胞、マクロファージが中心的役割を果たす。好酸球、マスト細胞といった免疫細胞も重要な働きをしている。

● 慢性炎症のおもな原因は、持続する感染症（結核、ウイルス、真菌、寄生虫）、免疫過敏症（自己免疫疾患や炎症性腸疾患）、中毒性物質（シリカ微粒子など）への長期的暴露などである。

炎症

## 慢性炎症の組織学的分類

● 慢性炎症は、免疫細胞による長期間におよぶ攻撃や組織破壊が持続している。そのために血管新生や線維化という形態学的特徴が見られる。

● 慢性増殖性炎は慢性炎症のなかでも、線維芽細胞と新生血管の増殖をともない、細胞成分と結合組織の増加という特徴をもつ。Ｃ型肝炎などのウイルス性感染症において見られる。また、自己免疫疾患の一種である膠原病のさまざまな臓器において、慢性非特異性増殖性炎とよばれるタイプが見られる。

● 肉芽腫性炎症では、マクロファージに由来する類上皮細胞や多核巨細胞が集簇して結節を形成する特異的な炎症像である。肉芽腫性炎症をきたす疾患として、一部の感染症（結核、真菌など）、サルコイドーシス、クローン病などが挙げられる。

● 乾酪性肉芽腫は、中心部に壊死をともなった肉芽腫。代表的な疾患として結核が挙げられる。結核では、Langhans巨細胞がしばしば出現する。

● 非乾酪性肉芽腫は、壊死をともなわない肉芽腫。代表的な疾患としてサルコイドーシス、クローン病などが挙げられる。

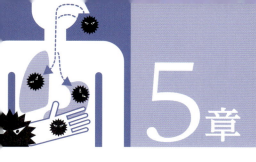

# 5章

## 感染症——病原体の侵入

| | |
|---|---|
| 感染症とはどのような疾患か | 94 |
| 特殊染色で診断可能な病原体 | 96 |
| 細菌感染症 | 99 |
| 　コラム●新興・再興感染症 | 103 |
| ウイルス感染症 | 104 |
| 真菌感染症 | 110 |
| その他の感染症 | 112 |
| 日和見感染 | 114 |
| 5章のまとめ | 115 |

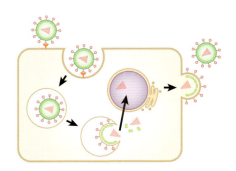

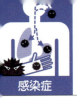

# 感染症とはどのような疾患か

## ■病原体によって引き起こされる疾患

　細菌やウイルス、真菌、寄生虫などの病原体（病原性微生物）が生体内に侵入して引き起こされる疾患を感染症という。感染症の原因となる病原体には多くの種類があり、感染経路や症状の現れ方も多種多様である。

　おもな感染経路には、感染源との直接接触による接触感染、咳やくしゃみで飛び散った飛沫による飛沫感染、空気中に漂う微粒子を吸い込むことによる空気感染、汚染された水、食品、血液、昆虫などを介した媒介物感染、といった4種類がある。このように感染源から周囲に広がる感染を水平感染という。また、妊娠中や出産時に母胎から胎児に感染する感染を垂直感染（母子感染）という。

　また、インフルエンザや結核のように人から人へと伝染する感染症については、伝染性感染症とよばれる。

　感染症の発症は、生体に接触・侵入した病原体が体内で増殖して細胞を傷害する場合と、病原体が出す毒素や酵素によって細胞を傷害する場合とがある。

　病原体が侵入した宿主は、免疫により病原体を攻撃・排除しようとする。このときの免疫反応により生じる炎症は、病原体の除去や傷害組織の修復にとって必要な反応だが、一方で細胞を傷害することにもなる。

## ■病原体によって引き起こされる疾患

　病原体に感染するとさまざまな症状が現れるが、はっきりとした症状が現れないことも多い。症状のある前者は「顕性感染」とよび、症状のない後者を「不顕性感染」とよぶ。

　不顕性感染は症状が現れていないだけで、病原体の保有者（キャリア）であるため、無自覚に病原体を排出してほかの人たちを感染させる感染源となるおそれがある。また、感染してもすぐには発症せず、潜伏期とよばれる期間を経て発症することもある。病原体の種類によって、潜伏期の長さは数分間から数年間まで、かなり開きがある。

　不顕性感染のおそれがある場合は、血液中の抗体や、細胞を培養して病原体を検出して、感染の有無を調べることができる。

## 図5-1 感染症を引き起こす病原体の分類

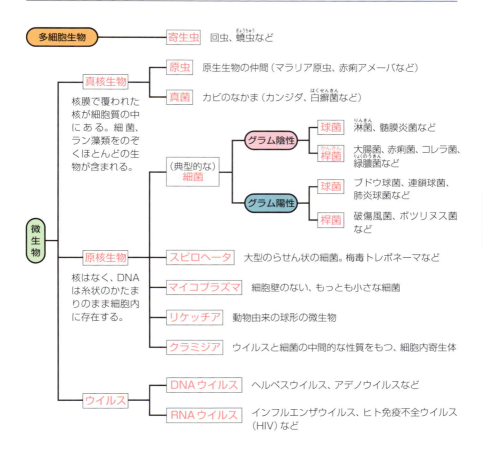

● 病原体の大きさ

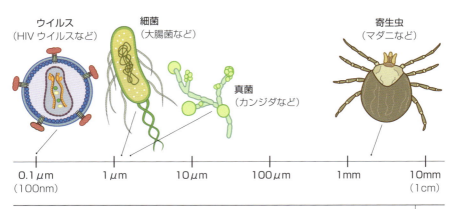

# 特殊染色で診断可能な病原体

## ■ワルチンスターリー染色

スピロヘータ、ヘリコバクター・ピロリ、レジオネラ・ニューモフィラなどの検出に使用される。菌は黒く染まり、核や白血球は茶色、背景は黄色に染まる。

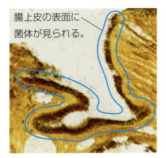

腸上皮の表面に菌体が見られる。

腸管スピロヘータ

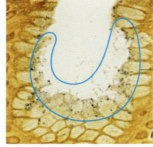

胃腺窩上皮の表面に桿状菌が見られる。

ヘリコバクター・ピロリ

## ■ PAS 染色

多糖類を赤紫色に染めて検出する染色法で、粘液物質やグリコーゲンの存在を証明する。また、グリコーゲンをエネルギー源とする赤痢アメーバや、真菌の被膜も赤紫色に染まる。

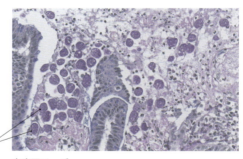

栄養型原虫

赤痢アメーバ

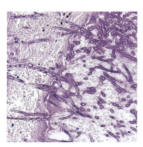

アスペルギルス

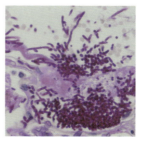

カンジダ

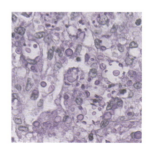

クリプトコッカス

## ■グロコット染色

　PAS染色と同様に、多糖類を黒〜黒褐色に染める染色法で、真菌類の染色に広く使われる。

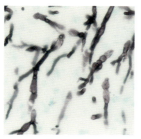
アスペルギルス

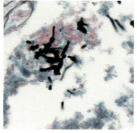
カンジダ

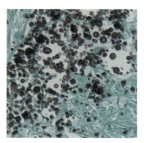
クリプトコッカス

## ■グラム染色

　グラム染色は、1884年にデンマークのハンス・グラムが見出した、おもに細菌類を分類する染色方法である。細胞壁の構造の違いによって染め分ける方法で、細胞表層で塩基性色素を保持できる能力があるか否かで区別する。

　アルコールで脱水した細菌細胞表層のペプチドグリカン層（→ p.99）をヨウ素と色素の複合体で染色すると、ペプチドグリカン層の外側が外膜に覆われているグラム陰性菌はアルコールにより脱色されてヨウ素の色が残らず、ピンク色に染まる。外膜がなく一層のペプチドグリカン層からなるグラム陽性菌は、そのまま色素が残るので青紫色に染まる。

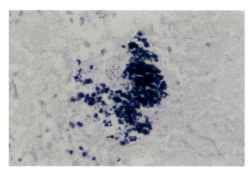
グラム陽性球菌

## ■ギムザ染色

マラリア原虫の染色法として開発されたもので、本来染まるべき色と異なる色に染まる異染性に優れているという特徴がある。血液や骨髄の塗抹標本の染色に使われる。菌体では、ヘリコバクター・ピロリなどの同定に使用される。

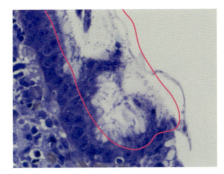

ヘリコバクター・ピロリ（囲みの中の桿状菌）

## ■チールネルゼン染色

結核菌をはじめとした抗酸菌を染める染色法である。

結核菌は、糸くず状の赤く染まった構造物として見える。

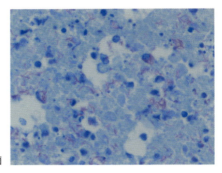

結核菌

## ■免疫染色

抗原抗体反応を利用した染色法（詳しくはp.20）。各ウイルスに特有のたんぱく質に反応する抗体が用いられる。

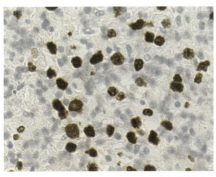

EBウイルス。感染した細胞のたんぱく質が茶褐色に染まる。

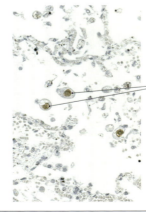

「フクロウの目」と形容される核内封入体

サイトメガロウイルス。細胞の核内封入体が特徴。

# 細菌感染症

## ■原核生物である細菌に感染して起こる

　細菌は、核や細胞小器官をもたない原核生物であり、ごく一部を除いて細胞壁をもつ。細胞壁の構造により、細胞壁が厚くグラム染色を行うと青紫色に染まるグラム陽性菌と、細胞壁が薄くピンク色に染まるグラム陰性菌とに分類される。さらに形状によって、球状のものは球菌、棒状のものは桿菌とよぶ。

　そのほかにも、酸素を必要とする好気性と酸素を必要としない嫌気性というように、生育環境によって分類することができる。細菌の種類によって構造も異なり、鞭毛をもつ細菌は長い鞭毛を使って動くことが可能で、線毛をもつ細菌は宿主の細胞や細胞外基質に接着することができる。

　大腸菌や赤痢菌、ブドウ球菌、連鎖球菌、破傷風菌などの典型的な細菌のほか、クラミジアやリケッチア、トリコモナス、マイコプラズマも細菌の仲間として分類されている。

### 図 5-2 典型的な細菌の構造

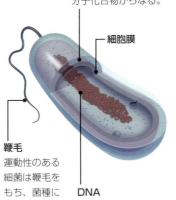

**細胞壁**
細胞膜の外側を覆う固い層状の構造。ペプチドグリカンという親水性の高分子化合物からなる。

**細胞膜**

**鞭毛**
運動性のある細菌は鞭毛をもち、菌種によって数や形態が異なる。

**DNA**
ヒトなどの真核生物の細胞ではDNAが核の中にあるが、原核生物のDNAは細胞質内にむき出しの状態で存在する。

●グラム陽性菌

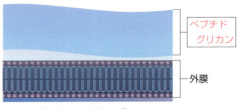

細胞壁の最外層にペプチドグリカンの厚い層がある。

●グラム陰性菌

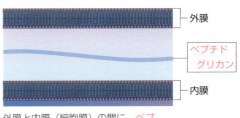

外膜と内膜（細胞膜）の間に、ペプチドグリカンの薄い層がある。

# ●ヒトに感染する代表的な細菌

| 分類 | | | 菌種 | 感染するおもな臓器 |
|---|---|---|---|---|
| グラム陰性 | 球菌 | | 髄膜炎菌 | 髄膜 |
| | | | 淋菌 | 尿道、子宮頸部など |
| | 桿菌 | | ピロリ菌（ヘリコバクター・ピロリ） | 胃 |
| | | | 大腸菌 | 消化管、尿路など |
| | | | 肺炎桿菌（クレブシエラ） | 肺、尿路 |
| | | | 赤痢菌 | 消化管 |
| | | | サルモネラ菌 | 消化管 |
| | | | コレラ菌 | 消化管 |
| | | | インフルエンザ菌 | 呼吸器、髄膜 |
| | | | 緑膿菌 | 肺など |
| グラム陽性 | 球菌 | | 黄色ブドウ球菌 | 皮膚、粘膜、心膜など |
| | | | 連鎖球菌 | 上気道、心膜など |
| | | | 肺炎球菌 | 肺、髄膜など |
| | | | 腸球菌 | 尿路、胆管など |
| | 桿菌 | | 破傷風菌 | 神経？ |
| | | | ガス壊疽菌 | 筋肉？ |
| | | | ボツリヌス菌 | 消化管、創部など？ |
| | | | クロストリディオイデス・ディフィシル | 消化管 |
| | | | ウェルシュ菌 | 消化管 |
| | | | 炭疽菌 | 皮膚、消化器、呼吸器 |
| 抗酸菌 | | | 結核菌 | 肺、脳、骨など |
| スピロヘータ | | | トレポネーマ・パリダム（＝梅毒スピロヘータ） | 生殖器、皮膚、神経 |
| マイコプラズマ | | | マイコプラズマ・ニューモニエ | 呼吸器 |
| リケッチア | | | リケッチア・ジャポニカ | 皮膚など |
| クラミジア | | | クラミジア・トラコマティス | 尿路 |

# ■細菌が細胞を傷害するしくみ

　細菌に感染すると、細菌からの毒素によって細胞が傷害され、疾患が引き起こされる。細胞の毒素のうち、細胞自身の構成物が毒素として作用するものを「内毒素（エンドトキシン）」、細胞が分泌するたんぱく質が毒素として作用するものを「外毒素（エクソトキシン）」という。

　内毒素は、コレラ菌や赤痢菌、サルモネラ菌などのグラム陰性菌の細胞壁（外膜）の成分であるリポ多糖類体（LPS）が毒素として作用する。LPS は宿主の Toll 様受容体 4（TLR4）と結合して自然免疫を活性化させ、サイトカインやケモカインを誘導することで防衛的にはたらく。一方で、多量の LPS が腫瘍壊死因子とよばれるサイトカインの過剰な分泌を促し、それにより敗血症性ショックや播種性血管内凝固などの重篤な疾患を引き起こす。

　外毒素は、食中毒の原因であるサルモネラや大腸菌（O157）をはじめ、ボツリヌス菌、黄色ブドウ球菌といったグラム陽性菌が分泌するたんぱく質が、毒素として作用する。外毒素となるたんぱく質は、細胞が分泌するプロテアーゼ、ヒアルロニダーゼ、フィブリノリジンといった酵素がある。また、炭疽菌、コレラ菌、ジフテリア菌などは、A（アクティブ：活性）領域と B（バインディング：結合）領域という2つの成分をもつ AB 毒素をつくり出す。黄色ブドウ球菌や化膿連鎖球菌が産生するスーパー抗原は、多量の T 細胞増殖とサイトカイン放出を起こし、全身性炎症反応症候群を引き起こす。それらのほかにも、ボツリヌス菌や破傷風菌が産生する神経毒素、黄色ブドウ球菌やコレラ菌が産生する腸毒素などがあり、それぞれに特徴的な症状を引き起こす。

## ●内毒素と外毒素

| | 内毒素（エンドトキシン） | 外毒素（エクソトキシン） |
|---|---|---|
| グラム染色 | ピンク色（陰性） | 青紫色（陽性） |
| 成分 | リポ多糖類体（LPS） | たんぱく質 |
| 発熱作用 | 強い | 弱い |
| 毒作用 | 弱い | 強い |
| 菌の耐熱性 | 強い | 弱い |
| 細菌の例 | 大腸菌、コレラ菌、緑膿菌、サルモネラ菌、赤痢菌、チフス菌、レジオネラ菌、百日咳菌、ピロリ菌、セラチア菌など | ボツリヌス菌、破傷風菌、連鎖球菌、ジフテリア菌、ウェルシュ菌、黄色ブドウ球菌、MRSA、VRE など |

感染症

## ■効くはずの薬が効かない耐性菌が出現

感染症を引き起こす細菌に対しては、抗菌薬（抗生物質）を投与することで、たんぱく質合成の阻止、細胞膜の傷害などを行って細菌の増殖を阻止することができる。しかし、突然変異などによって、本来効くはずの抗菌薬が効かない薬剤耐性（AMR）を獲得した菌が出現する。近年、多くの種類の抗菌薬に対する耐性を獲得した多剤耐性菌が出現しており、世界で問題視されている。

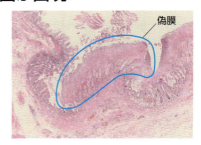

偽膜性大腸炎の組織像。粘液、好中球、フィブリンなどからなる偽膜が見られる。

耐性菌が出現する原因のひとつに、不適切な抗菌薬の使用がある。さらに、耐性菌が異常に増殖し、生体に生存する菌の種類が大きく変化する菌交代現象が起きることがある。薬剤耐性により異常に増殖したクロストリジウム・ディフィシル菌が産生する毒素が腸管粘膜を傷害して起こる偽膜性大腸炎という疾患もある。

### 図5-3 耐性菌が出現するしくみと菌交代現象

[耐性菌の発現]

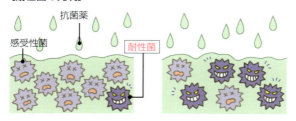

抗菌薬を使用しているうちに、感受性菌（抗菌薬が効く菌）のなかから耐性菌が現れる ➡ なおもその抗菌薬を使用し続けると、感受性菌が死滅し、耐性菌のみが生き残り増殖する ➡ この過程が繰り返されることで、さらに高度な耐性を獲得した菌が発現する

[菌交代現象]

抗生物質の長期間あるいは大量投与

⬇

原因菌の減少・消失とともに、正常細菌叢のなかの感受性菌も減少・消失

⬇

正常細菌叢のバランスが崩れる

⬇

使用した抗菌薬に耐性をもつ細菌、あるいは抗菌スペクトルから外れた細菌や感受性の低い真菌などが異常に増殖して感染症を引き起こす

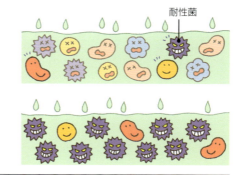

## 新興・再興感染症

　人類は紀元前の昔から感染症におびやかされてきた。天然痘、ペスト、コレラなどのパンデミック（世界的な爆発的感染）もしばしば起こり、多くの人命が失われた。

　1928年のペニシリンの発見以来、感染症の治療は大きく進歩したが、人間の行動や生態系の変化などにより、近年でも新たな感染症が次々に現れている。この現状に対し、米国疾病予防管理センター（CDC）が提唱したのが「新興・再興感染症」という概念である。

　新興感染症は1970年以降に新たに出現した感染症のことで、エボラ出血熱、エイズ、鳥インフルエンザ(H5N1)、SARS、MERSなど30以上が確認されている。2019年に初めて確認された新型コロナウイルス感染症（COVID-19）も新興感染症である。

　再興感染症は、以前から存在していたが発生数が減った感染症のうち、再び流行のきざしが見られるもののことで、結核、狂犬病、マラリア、デング熱、ウエストナイル熱、梅毒などがあげられる。

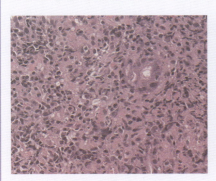
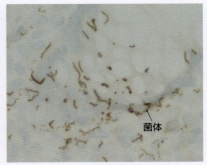

菌体

胃梅毒の病理像（左がHE染色、右が免疫染色）。梅毒は梅毒トレポネーマという細菌による感染症で、日本では2021年から感染者数が過去最多を更新し続けている。第2期の梅毒（感染後3か月から3年）では全身に細菌が播種され、胃などの消化器にも病変が出現することがある。

# ウイルス感染症

## ■生物と無生物の中間的存在

細菌のような細胞構造をもっていないウイルスは、0.02～0.3μmときわめて小さく、生物と無生物の中間にある構造体である。自己増殖能はなく、ヒトなどの宿主の細胞に入り込み、宿主の代謝機能を利用して増殖する。

カプシドとよばれるたんぱく質の殻に取り囲まれた構造をしており、内部に格納された核酸の種類によってDNAウイルスとRNAウイルスに分類される。さらに、カプシドの形、カプシドを覆う脂質エンベロープの有無、複製の方法、親和性のある宿主細胞の種類などによっていくつかの種類に分かれる。

エンベロープをもつウイルスには、コロナウイルス、インフルエンザウイルス、ヘルペスウイルスなどがある。脂質二重膜構造のエンベロープは、消毒用アルコールや石けんで破壊することができ、ウイルスを不活化させやすい。一方のエンベロープをもたないウイルスには、ノロウイルスやロタウイルス、アデノウイルスなどがある。エンベロープがないこれらのウイルスは強固なカプシドに囲まれているため、消毒用アルコールや石けんで不活化しにくい。

### 図5-4 ウイルスの基本構造

●エンベロープをもつウイルス
（例・ヘルペスウイルスのなかま）

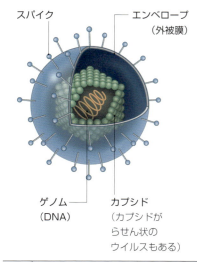

●エンベロープをもたないウイルス
（例・アデノウイルス）

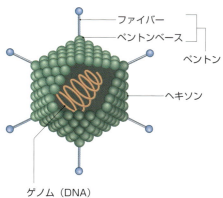

カプシドは、ヘキソンというたんぱく質の骨格とペントンで構成されている。

## ●ヒトに感染する代表的なウイルス

| 核酸 | ウイルス科 | ウイルス種 | 引き起こす疾患 |
|---|---|---|---|
| DNA | ポックスウイルス | 天然痘ウイルス | 天然痘 |
| | ヘルペスウイルス | 単純ヘルペスウイルス Ⅰ、Ⅱ型 | 口唇ヘルペス、性器ヘルペスなど |
| | | 水痘・帯状疱疹ウイルス | 水ぼうそう、帯状疱疹 |
| | | エプスタイン・バーウイルス | 伝染性単核症 |
| | | サイトメガロウイルス | 伝染性単核症 |
| | アデノウイルス | ヒトアデノウイルス | 気道感染症、結膜炎 |
| | パピローマウイルス | ヒトパピローマウイルス | 子宮頸がんなど |
| | パルボウイルス | ヒトパルボウイルス | 伝染性紅斑（りんご病） |
| | ヘパドナウイルス | B型肝炎ウイルス | 急性・慢性肝炎 |
| RNA | レトロウイルス | ヒト免疫不全ウイルス | エイズ |
| | レオウイルス | ヒトロタウイルス | 下痢 |
| | オルソミクソウイルス | インフルエンザウイルス A、B、C型 | インフルエンザ |
| | パラミクソウイルス | 麻疹ウイルス | 麻疹（はしか） |
| | | ムンプスウイルス | 流行性耳下腺炎 |
| | フィロウイルス | エボラウイルス | エボラ出血熱 |
| | ラブドウイルス | 狂犬病ウイルス | 狂犬病 |
| | ピコルナウイルス | ポリオウイルス | ポリオ |
| | | コクサッキーウイルス | ヘルパンギーナ |
| | | A型肝炎ウイルス | A型肝炎 |
| | カリシウイルス | ノロウイルス | 下痢 |
| | コロナウイルス | SARSコロナウイルス | SARS |
| | | MARSコロナウイルス | MARS |
| | | 新型コロナウイルス | 新型コロナ感染症 |
| | フラビウイルス | 日本脳炎ウイルス | 日本脳炎 |
| | | ジカウイルス | ジカ熱 |
| | | C型肝炎ウイルス | C型肝炎 |
| | トガウイルス | 風疹ウイルス | 風疹 |

感染症

## ■ウイルスが増殖するしくみ

　ヒトに接触したウイルスは、宿主の細胞表面に露出している受容体に吸着（結合）することで感染が始まる。吸着したウイルスは、エンドサイトーシスという細胞の飲食作用により細胞内に取り込まれる。

　細胞内に侵入したウイルスは、細胞外から取り込まれた物質を選別する細胞内小器官であるエンドソームに取り囲まれる。エンドソーム内でウイルス膜が崩壊すると、カプシド内に格納していた RNA または DNA を放出（脱殻）して、細胞核に入り込ませて細胞核を乗っ取る。

　乗っ取られた細胞核はウイルスの遺伝情報を転写・複製し、さらに成長したウイルスが細胞外に出て（出芽・放出）、別の細胞に侵入する、ということを繰り返してどんどん数を増やしていく。たとえばインフルエンザウイルスは、1 個のウイルス感染から 8 時間で 100 個、16 時間で 1 万個、24 時間で 100 万個まで増殖する。

　ウイルスが脱殻して細胞核内で転写・複製してから出芽・放出されるまでの間は、ウイルスが存在していないように見える「暗黒期」とよばれ、検査をしてもウイルスを検出することができない。

## ■ウイルスの増殖が感染細胞を直接傷害する

　ウイルスが宿主の細胞に侵入すると、宿主細胞はさまざまな形で直接傷害される。細胞核が乗っ取られてウイルスの遺伝情報を転写・複製するため、宿主細胞の DNA、RNA、たんぱく質といった高分子合成ができなくなるばかりか、宿主細胞を劣化させる酵素や毒性たんぱく質を産生することもある。

　そのほかの傷害としては、宿主の代謝機能を利用して増殖するため、宿主細胞の代謝異常を引き起こす。ウイルスの複製により細胞内小胞体が乱れることを契機に、アポトーシス（→ p.37）を誘導する物質が活性化されて細胞死が起こる。

　ウイルスの侵入を認識した宿主の免疫反応は、ウイルスを攻撃する防御反応でもあるが、免疫システムにより活性化したキラーT細胞は感染細胞も攻撃して傷つけてしまう。

　ヒトパピローマウイルス（HPV）やエプスタイン・バーウイルス（EBV）などのがん原性ウイルスでは、ウイルスがつくり出すたんぱく質の作用や慢性炎症により、感染した細胞が形質転換して腫瘍化する。

### 図 5-5 インフルエンザウイルスが増殖するしくみ

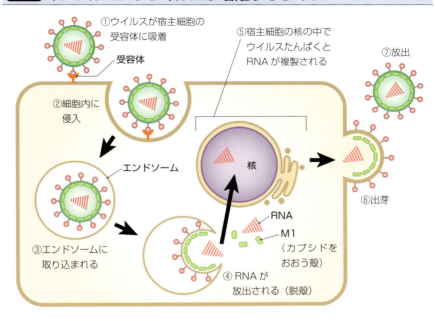

### 図 5-6 ウイルスが細胞を傷害するしくみ

```
ウイルス感染
    ↓
ウイルスのゲノム複製、ウイルスのたんぱく質合成
    ↓
・宿主細胞のDNAやたんぱく質の合成が阻害
・宿主細胞の変性、融解
・宿主細胞にとって毒性のあるたんぱく質の産生
    ↓
細胞死
```

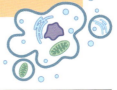

## ■ DNA ウイルスは細胞の核に感染

　DNA ウイルスは細胞の核に感染し、核内で凝集して核内封入体を形成することがある。ウイルスの種類によって特徴的な封入体の形状があり、光学顕微鏡により観察できる。たとえば、ヘルペスウイルスではハロー（halo）をともなう大きな核内封入体を形成することで知られる。ただし、封入体を形成しない DNA ウイルスも多い。
　DNA ウイルスのほとんどは 2 本鎖 DNA をもち、宿主細胞の核内で、宿主細胞の RNA ポリメラーゼを利用して転写・複製を行う。

### ●ヘルペスウイルス群

　直線状の 2 本鎖 DNA をもつヘルペスウイルスのうち、ヒトに感染するヘルペスウイルスは 8 種類あり、それぞれに特徴的な核内封入体を形成する。ウイルスによって異なる疾患を引き起こし、単純ヘルペス 1 型、2 型、水痘・帯状疱疹ウイルスは皮膚や粘膜に水疱をつくるタイプの感染症で、水疱瘡、帯状疱疹、口唇ヘルペスなどがある。サイトメガロウイルスは唾液腺や肺、消化管などに感染し、間質性肺炎やサイトメガロウイルス腸炎などを引き起こす。

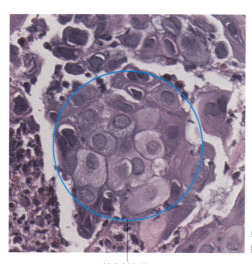

サイトメガロウイルスの核内封入体（矢印）。封入体と核膜の間にはハロー（白く抜けている状態）をともなっている。

単純ヘルペスの核内封入体。核と細胞質がすりガラス状になっている。

核内封入体

### ●アデノウイルス

　アデノウイルスは A～G の種類に分類され、便や飛沫、直接接触といった経路で感染する。扁桃腺やリンパ節で増殖し、咽頭結膜熱（プール熱）、流行性角結膜炎、胃腸炎などを引き起こす。多数の血清型や遺伝型があるため、同じ疾患に何度も感染することがある。

## ●B型肝炎ウイルス

　不完全二本鎖の環状 DNA をもつ B 型肝炎ウイルス（HBV）は、母子感染（垂直感染）、または血液や体液を介した水平感染で肝臓に感染する。外側のエンベロープを構成するたんぱく質が HBs 抗原、ウイルスが増殖するときに過剰につくられるたんぱく質が HBe 抗原とよばれ、血液中の HBs 抗原、HBe 抗原、Hbe 抗体の有無から感染しているかどうかを調べる。幹細胞の細胞質に硝子様封入体が見られるのが特徴的で、すりガラス様細胞とよばれる。

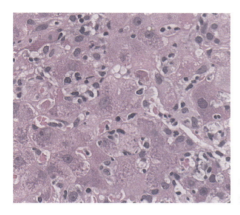

B 型肝炎ウイルス（HE 染色）。肝細胞の細胞質がすりガラス状になっている。

# ■ RNA ウイルスは細胞質で増殖

　細胞質で増殖する RNA ウイルスは、細胞質内封入体を形成する。DNA を介さずに遺伝情報の転写・複製されるため突然変異が起きやすい。

　コロナウイルスやレトロウイルス、インフルエンザウイルス、狂犬病ウイルスなど、ほとんどが 1 本鎖 RNA をもつが、ロタウイルスは 2 本鎖 RNA をもつ。エイズウイルス（HIV）を含むレトロウイルスは、RNA の遺伝情報を DNA につくり替える逆転写を行い宿主細胞のゲノムに挿入するという、特殊な方法で転写・複製する。

## ●新型コロナウイルス

　新型コロナウイルス（SARS-CoV-2）は、エンベロープの表面から突き出たスパイクたんぱく質が宿主細胞表面の受容体に吸着し、細胞内に侵入する。空気中に浮遊するエアロゾルや飛沫により体内に入り込み、肺や口腔、腸管、血管などさまざまな部位で感染する。

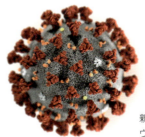

新型コロナウイルス（CG）

# 真菌感染症

## ■菌類の一種である「カビ」が感染

　真菌は、いわゆる「カビ」とよばれる菌類の一種である。DNA が核膜に包まれている真核生物で、細菌よりも高等な生物に分類されている。βグルカン、キチン、マンノース、糖たんぱく質などからなる厚い細胞壁をもつ。菌糸を出して増殖する細長い糸状のタイプと、酵母のように分裂や出芽によって増殖する円形のタイプとに分かれる。

　真菌感染症は、皮膚や毛髪などに見られる表在性感染症と、消化管や肺、中枢神経などに見られる深在性感染症とに分類される。白癬菌（はくせんきん）をはじめとした表在性感染症の一部は皮下組織まで入り込み、腫瘍や肉芽腫を形成する。カンジダやクリプトコッカス、アスペルギルスなどの深在性感染症は、免疫不全の状態だと全身に広がってさまざまな臓器を壊すこともある。

### 図5-7 真菌の基本構造

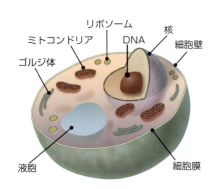

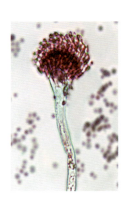

アスペルギルス・フミガータスの顕微鏡写真

● 生物の系統

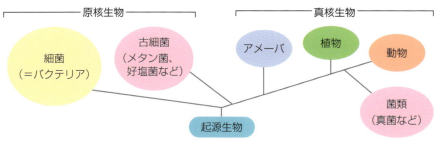

# ■本来は病原性が低い真菌の病原因子

　真菌は細菌よりも病原性が弱いとされ、健康な状態では自然に治癒する。ただし、免疫の防衛機能低下により起こる日和見感染は重症化することから、おもに宿主側の免疫機能が感染メカニズムとして重視されがちである。

　その一方で、真菌にも病原となる因子が存在する。たとえば、莢膜とよばれる粘液様の分泌物で周囲を覆い、宿主の免疫細胞からの攻撃から身を守る方法がある。莢膜は炭疽菌や連鎖球菌などの細菌で見られるものだが、クリプトコッカスなどの真菌でも見られる。

　真菌が産生する毒素が宿主細胞を傷害することもある。真菌による毒素には、アスペルギルスなどが産生する毒性が強い高分子物質と、アフラトキシンやマイコトキシンに代表される中毒を引き起こす真菌の二次代謝物がある。また、真菌が産生するたんぱく質分解酵素（プロテアーゼ）は直接宿主を傷害するものではないが、日和見感染を起こさせる因子としてはたらく。

## ●ヒトに感染する代表的な真菌

| 分類 | 菌種 | 引き起こす疾患 |
|---|---|---|
| 表在性真菌症 | 白癬菌 | 皮膚糸状菌症 |
| | カンジダ | 皮膚カンジダ症など |
| | スポロトリコーシス | 皮膚スポロトリコーシス |
| 深在性真菌症 | カンジダ | 口腔カンジダ症など |
| | クリプトコッカス | クリプトコッカス症 |
| | アスペルギルス | 肺アスペルギルス症など |
| | ムコール | ムコール症 |
| | ニューモシスチス | ニューモシスチス肺炎（旧称：カリニ肺炎） |
| アレルギー疾患 | アスペルギルス | 気管支喘息 |
| | トリコスポロン | 夏型過敏性肺炎 |

（病理像はp.96〜97を参照）

# その他の感染症

## ■寄生虫

　回虫、条虫、吸虫などの内部寄生虫と、シラミ、ダニ、ノミなどの外部寄生虫に分類される。サナダムシの一種である有鉤条虫の幼虫が寄生した豚肉を十分加熱せずに食べると、ヒトの消化管に寄生する。エキノコックスという包虫の幼虫は肝臓に寄生し、肝臓を傷害する。吸虫は宿主に吸着するための吸盤をもち、肝吸虫症はフナやコイなどの淡水魚を介して肝臓に寄生する。

　外部寄生虫であるダニは皮膚を咬み、角質層に入り込んで疥癬を引き起こす。シラミは頭髪や陰部に寄生し、卵を産みつける。ヒトからヒトに感染しやすく、寄生されると強いかゆみを生じる。

## ■原虫

　1個の細胞からなる単細胞性真核生物の原虫は、ヒトや動物に感染して重篤な感染症を引き起こす。蚊を介してヒトに感染するマラリア原虫は、赤血球内で増殖して多臓器不全を引き起こし、重症化すると脳症、腎症などの合併症を生じる。上下水道の発達していない開発途上国を中心に、年間200万人がマラリアにより死亡する。日本でも輸入感染症として年間数十例の発症報告がある。

　トキソプラズマは、ネコとの接触、または生焼けの肉を食べることで感染する。妊娠中の母胎がトキソプラズマに感染すると、胎盤を通過して感染した胎児が水頭症や網脈絡膜炎を発症することがある。腟トリコモナスは性行為によって感染し、腟や男性尿道に寄生して増殖する。

　大腸をはじめ消化管に寄生する赤痢アメーバは、性的接触や汚染された水や飲食物を介して感染する。腸アメーバ症を発症した大腸では、肉芽腫様病変が形成される。

## ■プリオン

　プリオンは、感染性をもつたんぱく粒子のこと。プリオン遺伝子が産生するプリオンたんぱく質が異常化し、宿主の脳内の正常なたんぱく質への感染因子となる。DNAやRNAといった核酸をもたず、中枢神経系に蓄積することで神経組織を傷害する。

　狂牛病といわれる牛海綿状脳症（BSE）に感染した牛肉を食べることで発症する変異型クロイツフェルト・ヤコブ病（CJD）、遺伝性のゲルストマン・シュトロイスラー・シャインカー病などがある。

## ●ヒトに感染するその他の病原体

| 分類 | | 病原体名 | 引き起こす疾患 |
|---|---|---|---|
| 寄生虫 | 線虫 | 回虫 | 回虫症 |
| | | アニサキス | アニサキス症 |
| | | 蟯虫 | 蟯虫症 |
| | | バンクロフト糸状虫 | リンパ系フィラリア症 |
| | | 糞線虫 | 糞線虫症 |
| | | 旋毛虫 | 旋毛虫症 |
| | 吸虫 | 肺吸虫 | ウェステルマン肺吸虫症など |
| | | 肝吸虫 | 肝吸虫症 |
| | | 住血吸虫 | 日本住血吸虫など |
| | 条虫 | 日本海裂頭条虫 | 裂頭条虫症 |
| | | 多包条虫 | エキノコックス |
| 原虫 | | マラリア原虫 | マラリア |
| | | 赤痢アメーバ | 腸アメーバ症 |
| | | トキソプラズマ | 先天性トキソプラズマ症、後天性トキソプラズマ症 |
| | | クリプトスポリジウム | 下痢 |
| | | トリコモナス | 膣炎、尿道炎など |
| プリオン | | | クロイツフェルト・ヤコブ病 |

## ●腸アメーバ症

赤痢アメーバによる感染症で、衛生状態がよくない環境で発生しやすい。赤痢アメーバがつくる嚢子（シスト）が宿主に摂取されて消化管に寄生する。

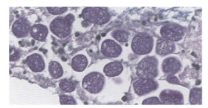

赤痢アメーバの栄養型

## ●アニサキス症

アニサキスという線虫の幼虫が寄生した魚介類を摂取することでヒトに感染し、消化管に寄生する。アジ、イカ、イワシが感染源となりやすい。

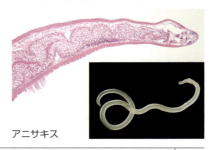

アニサキス

# 日和見感染

## ■宿主の免疫機能が低下して感染する

　疾患や治療の影響で免疫機能が低下していると、健常人では感染しないような弱毒病原体に感染しやすくなることを日和見感染という。AIDS、がん、腎不全、糖尿病などにより引き起こされた免疫不全、抗がん剤や免疫抑制剤、放射線治療による免疫抑制状態のときに日和見感染が起き、重症化する。

　日和見感染でもっとも重要なヒト免疫不全ウイルス（HIV）は、感染に対する免疫応答にかかわるヘルパーT細胞に感染し、時間の経過とともに免疫機能を著しく低下させる。その結果、多くの感染症を引き起こす。

### ● HIV感染によって引き起こされる感染症

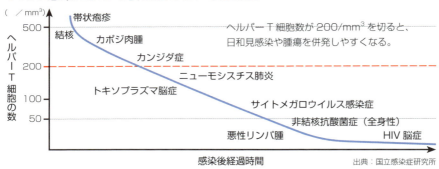

### 図5-8 さまざまな日和見感染

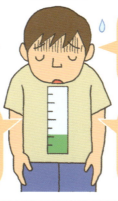

## 5 章のまとめ

### 感染症とはどのような疾患か

●さまざまな種類の病原体（病原性微生物）が生体内に侵入して引き起こされる疾患を感染症という。

●おもな感染経路には、感染源との直接接触による接触感染、咳やくしゃみの飛沫による飛沫感染、空気中に漂う微粒子を吸い込むことによる空気感染、汚染された水や昆虫などを介した媒介物感染の４種類がある。

●感染源から周囲に広がる感染を水平感染という。また、妊娠中や出産時に母胎から胎児に感染する感染を垂直感染（母子感染）という。

●病原体に感染した際、症状が現れることを顕性感染とよび、症状のないことを不顕性感染とよぶ。

### 特殊染色で診断可能な病原体

●ワルチンスターリー染色は、スピロヘータやヘリコバクター・ピロリなどを黒く染色する。

●PAS染色は多糖類を赤紫色に染めて検出する染色法で、真菌や赤痢アメーバなどを赤紫色に染色する。

●グロコット染色は多糖類を黒〜黒褐色に染める染色法で、真菌類の染色に広く使われる。

●グラム染色においては、グラム陰性菌（ペプチドグリカン層の外側が外膜に覆われている）はピンク色に染まる。グラム陽性菌（外膜がなく一層のペプチドグリカン層からなる）は青紫色に染まる。

●ギムザ染色はマラリア原虫の染色法として開発された。ヘリコバクター・ピロリなどが紫色に染色される。

●チールネルゼン染色は、結核菌をはじめとした抗酸菌を染める染色法。

●免疫染色は各ウイルスに特有のたんぱく質に対する抗原抗体反応を利用した染色法。

### 細菌感染症

●細菌は、グラム陽性菌（細胞壁が厚く、グラム染色を行うと青紫色に染まる）とグラム陰性菌（細胞壁が薄く、ピンク色に染まる）に分類される。さらに形状によって、球状のものを球菌、棒状のものを桿菌とよぶ。

●細菌に感染すると、細菌からの毒素によって細胞が傷害され、疾患が引き起こされる。

●近年、多くの種類の抗菌薬に対する薬剤耐性を獲得した多剤耐性菌が出現しており、世界で問題視されている。

感染症

## ウイルス感染症

- ウイルスは、核酸の種類によってDNAウイルスとRNAウイルスに分類される。脂質二重膜構造のエンベロープをもつものともたないものがある。
- 細胞内に侵入したウイルスは、宿主細胞の細胞核にDNA（またはRNA）を入り込ませ、ウイルスの遺伝情報を転写・複製し数を増やす。ウイルスが感染した細胞はDNAやたんぱく質の合成が阻害されるなどの結果、アポトーシスにより死ぬ。
- DNAウイルスは細胞の核に感染し、核内で凝集して核内封入体を形成することがある。ウイルスの種類によって、特徴的な封入体の形状がある。
- 細胞質で増殖するRNAウイルスは、細胞質内封入体を形成する。

## 真菌感染症

- 真菌はいわゆる「カビ」とよばれる菌類の一種で、DNAが核膜に包まれている真核生物である。
- 真菌感染症は、皮膚や毛髪などに見られる表在性感染症と、消化管や肺、中枢神経などに見られる深在性感染症とに分類される。
- 真菌は細菌よりも病原性が弱いとされ、健康な状態では自然に治癒する。ただし、免疫の防衛機能低下により起こる日和見感染は重症化する。

## その他の感染症

- 寄生虫は、回虫、条虫、吸虫などの内部寄生虫と、シラミ、ダニ、ノミなどの外部寄生虫に分類される。
- 原虫は、1個の細胞からなる単細胞性真核生物。マラリア原虫、トキソプラズマ、赤痢アメーバなどが代表的。
- プリオンは、感染性をもつたんぱく粒子のこと。DNAやRNAといった核酸をもたず、中枢神経系に蓄積することで神経組織を傷害する。

## 日和見感染

- 疾患や治療の影響で免疫機能が低下していると、健常人では感染しないような弱毒病原体に感染しやすくなることを日和見感染という。

5章●感染症──病原体の侵入

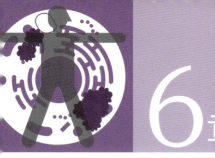

# 6章

## 代謝障害——物質処理工場の不調

| | |
|---|---|
| 糖代謝障害 | 118 |
| 脂質代謝障害 | 124 |
| たんぱく質代謝障害 | 130 |
| 鉄代謝障害 | 135 |
| カルシウム代謝障害 | 136 |
| 色素代謝障害 | 138 |
| 核酸代謝障害 | 140 |
| 6章のまとめ | 141 |

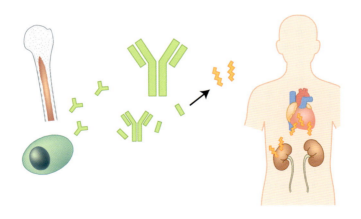

# 糖代謝障害

代謝障害

## ■エネルギー源となる糖質の代謝

　生命活動をするうえで不可欠な栄養素のひとつに糖質（炭水化物）がある。

　糖質は、グルコースなど糖の最小単位である単糖類、2つの単糖からできているマルトースなどの二糖類、たくさんのグルコースがつながったデンプンなどの多糖類という3種類に分類される。食事として口から摂取した糖質は、胃、十二指腸、小腸という消化管を経由しながら、最小単位であるグルコースまで分解されて、脳や筋肉を動かすエネルギー源となる。

　糖質代謝のプロセスでは、各臓器で分泌される酵素によって糖が分解され、変化していく。たとえば、白米やパンを食べたときに摂取されるデンプンは、口腔内の唾液に含まれるアミラーゼやムチンによって分解されてデキストリンに変換される。十二指腸ではアミラーゼによってマルトース（麦芽糖）に変わり、小腸でマルターゼによってグルコース（単糖）になる。その一部はグリコーゲンとして門脈を通って肝臓に運ばれて貯蔵され、残りは全身の臓器に運ばれる。

### 図 6-1 糖質の代謝

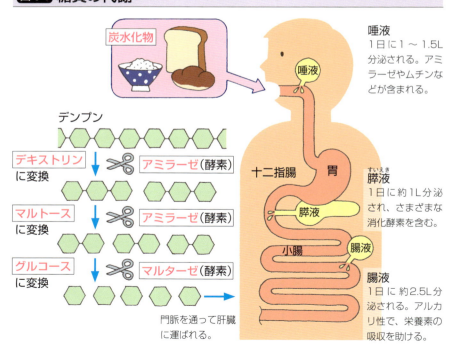

118　6章●代謝障害——物質処理工場の不調

# ■膵臓のホルモンが血糖値を調節

糖代謝は、膵臓から分泌されるインスリンというホルモンによって調節されている。食後など血糖値が上がっているときに分泌されるインスリンは、血液中のブドウ糖濃度を下げるとともに、グリコーゲンの合成の促進、グリコーゲンの分解の抑制などを行う。逆に、ブドウ糖濃度を上げたいときには、グルカゴン、成長ホルモン、糖質コルチロイドなどのホルモンが分泌されて、血液中のブドウ糖濃度が上昇するよう調節される。

### 図 6-2 血糖調節のしくみ

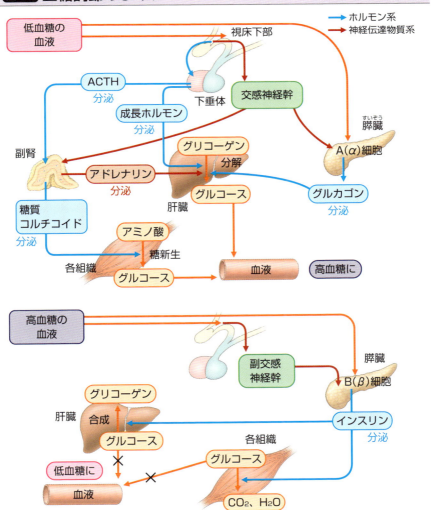

# ■先天性糖代謝異常（糖原病）

　糖を分解するときに働く酵素の遺伝子異常が生じる先天性糖代謝異常は糖原病とよばれ、酵素の遺伝子異常がある臓器によっておもに肝臓（肝型）と筋肉（筋型）、それ以外に分類される。

　摂取した糖は酵素の働きによりグリコーゲンに変換されて肝臓に貯蔵されるが、グリコーゲンに変換する酵素、またはグリコーゲンを代謝するときの酵素をコードする遺伝子に異常があるために糖代謝が障害される。それにより組織にグリコーゲンが異常に蓄積して、さまざまな症状を呈するのが糖原病である。

　肝主体型糖原病は、Ⅰ型、Ⅲ型、Ⅳ型、Ⅵ型、Ⅸ型があり、低血糖や肝機能障害などの症状が見られる。肝硬変や肝腫瘍が現れるタイプや、Ⅲ型やⅣ型のように筋症状をともない筋型に分類されるタイプもある。

　筋主体型糖原病は、Ⅱ型、Ⅴ型、Ⅶ型などがあり、運動時筋痛や筋硬直などの筋症状が見られ、横紋筋融解症、ミオグロビン尿症などの急性症状から腎不全に陥ることもある。一部のタイプでは、知的症状やてんかんといった合併症状が現れる。

## ●おもな糖原病

| 分類 | 病型（疾患名） | 臨床症状 | 原因 |
|---|---|---|---|
| 肝主体型 | Ⅰ型（フォンギルケ病） | 低血糖、肝腫大 | グルコース-6ホスファターゼ欠損 |
| | Ⅲ型（コーリ病） | 低血糖、肝腫大、進行性心筋症 | グリコーゲン脱分枝酵素欠損 |
| | Ⅳ型（アンダーセン病） | 肝腫大、肝不全 | アミロ1,4→1,6トランスグルコシラーゼ欠損 |
| | Ⅵ型（ハース病） | 肝腫大、低血糖、高脂血症 | 肝グリコーゲンホスホリラーゼ欠損 |
| | Ⅸ型（ホスホリラーゼキナーゼ欠損症） | 肝腫大、成長障害 | ホスホリラーゼキナーゼ欠損 |
| 筋主体型 | Ⅱ型（ポンペ病） | 心肥大、心不全、筋力低下 | 酸αグルコシダーゼの欠損または活性低下によるライソゾーム蓄積 |
| | Ⅴ型（マッカードル病） | 運動時筋痛、筋力低下、筋強直 | 筋ホスホリラーゼ欠損 |
| | Ⅶ型（垂井病） | 筋痙攣、横紋筋融解症、ミオグロビン尿症 | 筋ホスホフルクトキナーゼ欠損 |

# ■後天性糖代謝異常（糖尿病）

後天性糖代謝異常である糖尿病は、膵臓から分泌されるホルモンであるインスリンが働かない（インスリン抵抗性）、または欠乏している（インスリン分泌低下）といった理由により、血液中のブドウ糖（血糖）が増えすぎることで生じる疾患である。

健康な状態であれば、空腹時でも食後でも血糖値は 70mg／dl から 140mg／dl の範囲におさまるように調整されているが、空腹時の血糖値が 126mg／dl 以上で糖尿病（糖尿病疑い）となる。

また、血液中のヘモグロビン（Hb）とブドウ糖の結合を見る HbA1c は、過去 1 ～ 2 か月間の血糖レベルを把握することができる診断指標のひとつ。別の日に行った血液検査で血糖値の数値が基準値を超えていることに加え、HbA1c が 6.5%以上だった場合に糖尿病と診断される。

# ■糖尿病の分類

糖尿病は、膵β細胞の破壊によりインスリンが欠乏する 1 型と、インスリン分泌低下・抵抗性による 2 型に分類される。1 型糖尿病と 2 型糖尿病では、発症の原因だけでなく、発症する年齢、症状も異なる。

1 型と 2 型のほかには、妊娠中のホルモン状態によりインスリン抵抗性をきたす妊娠糖尿病、クッシング症候群などの内分泌異常や慢性膵臓疾患による続発性糖尿病がある。また、甲状腺ホルモン治療薬などの薬やサイトメガロウイルスなどの感染症をきっかけに糖尿病を発症することもある。

## ● 1 型糖尿病と 2 型糖尿病

|  | 1 型糖尿病 | 2 型糖尿病 |
|---|---|---|
| 発症年齢 | 小児～思春期の若年に多い | 40 歳以上の中高年に多い |
| 症状 | 多尿、喉が渇く、水をよく飲む、体重減少、疲れやすいなどの症状が急激に現れる | 症状が現れにくく、血糖値が高くなると多尿、喉の渇きなどの症状が出る |
| 体型 | 肥満は影響しない | 肥満、過去に肥満だった既往 |
| 原因 | ・膵臓のランゲルハンス島の炎症による膵β細胞の破壊<br>・自己免疫 | ・遺伝的要因によるインスリン分泌低下とインスリン抵抗性<br>・過食や運動不足などの生活習慣 |

代謝障害

## ■肥満の影響が強い2型糖尿病

　糖尿病の中でも小児期に多い1型糖尿病は、自己免疫疾患と同じように環境因子に加えて遺伝の影響を受けている。対する2型糖尿病は自己免疫の影響がなく、遺伝的要因、環境的要因、炎症などの多因子の影響により発症する。

　2型糖尿病に対する肥満の影響は強く、とくに17〜26歳の成人早期の過体重が糖尿病発症と強く相関する。内臓肥満がインスリン抵抗性をきたすだけでなく、腹部など中心性の肥満がインスリン抵抗性への影響が大きい。また、過剰な血中遊離脂肪酸（FFA）、脂肪性サイトカイン（アディポカイン）もインスリン抵抗性を高める。

## ■急性合併症と慢性合併症

　1型糖尿病は、兆候が現れてから1〜2年間はインスリン分泌が残っているハネムーン期だが、その後インスリン欠乏に陥ると一気に糖尿病を発症。多尿や多飲、過食を経て、ケトン体が著しく高くなって血液が酸性になるケトアシドーシス（糖尿病昏睡）とよばれる状態に陥る。2型糖尿病でも重症化すると、高浸透圧性非ケトン性昏睡に陥ることがある。

　長期間にわたる高血糖にともなう慢性合併症は、大血管症と細小血管症に分かれる。大血管症は、動脈硬化を進行させて脳血管障害や虚血性心疾患、下肢の虚血（壊疽）を引き起こす。細小血管症は網膜や腎臓などの末梢神経の障害で、糖尿病性網膜症や糖尿病性腎症を引き起こす。

●糖尿病昏睡に至る流れ（1型糖尿病）

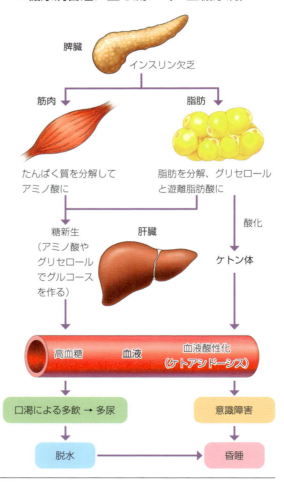

# ■糖尿病で起きる病態

## ●膵島炎

自己免疫により膵島炎が起き、膵β細胞が破壊されてインスリンが欠乏して１型糖尿病を発症。１型糖尿病の臨床症状が現れると、膵島炎が顕著に見られるようになる。２型糖尿病では膵島のアミロイド沈着も見られる。

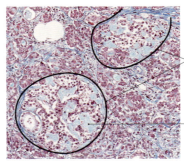

ランゲルハンス島

沈着したアミロイド

膵島アミロイド沈着

## ●糖尿病性腎症

血液を濾過する腎臓の糸球体が高血糖により損傷し、腎臓が正常に機能しなくなる（結節性糸球体硬化症）。細い血管の集まりである糸球体が傷つき、尿中にたんぱく質が漏れ出るなど腎機能が低下する。

糸球体の中に結節性の病変が見られる

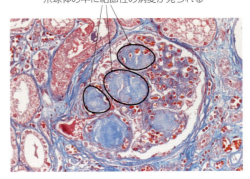

## ●糖尿病性網膜症

高血糖により網膜の毛細血管が障害されて起こる。進行すると眼底出血や網膜剥離を起こし、失明のリスクがある。糖尿病により、白内障や血管新生緑内障といった眼の病気を発症することもある。

## ●下肢の虚血

下肢の血管の動脈硬化が進み、足先まで十分な血液が流れなくなるため虚血状態に陥る。感染やケガに対する抵抗力も弱くなるため、軽い傷や水虫でも重症化しやすい。早めに処置しなければ壊疽まで進む。

### 糖尿病の三大合併症

細小血管症は
神経障害、網膜症、腎症
頭文字をとって
「し・め・じ」

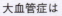

大血管症は
壊疽、脳梗塞、虚血性心疾患（狭心症など）
頭文字をとって
「え・の・き」
と覚えよう。

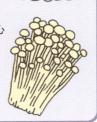

# 脂質代謝障害

## ■形状を変えながら運ばれ肝臓に到達する脂質

　三大栄養素のひとつである脂質は、糖質とともにエネルギー源として使われる。食物に含まれる脂質の多くは中性脂肪（トリグリセリド）とコレステロールである。

　脂質は、細胞膜の成分、エネルギー貯蔵、皮膚の保護、体温を保つ断熱材として使われるほか、脂溶性ビタミンの吸収をよくして、代謝活性や血圧、体温、筋肉の働きなどをコントロールしている。このように生体内のさまざまな臓器で多種多様な役割を担う脂質の代謝は、複雑なプロセスを経て行われる。

　肉や乳製品、植物油などの食物に含まれる脂質は水に溶けないため、十二指腸で胆汁酸によって小さな粒状（ミセル）に変換される（乳化・ミセル化）。ミセルになると、膵液に含まれるリパーゼという酵素の働きでミセル内のトリグリセリドが脂肪酸とモノグリセリドに分解されて、小腸の上皮細胞から細胞内に入り込む。細胞内ではアポたんぱく質と結合してカイロミクロンという集合体を形成し、リンパ管に取り込まれる。そしてリンパ管経由で運ばれて吸収され、最終的に肝臓にたどり着く。

### 図6-3 脂質代謝のしくみ

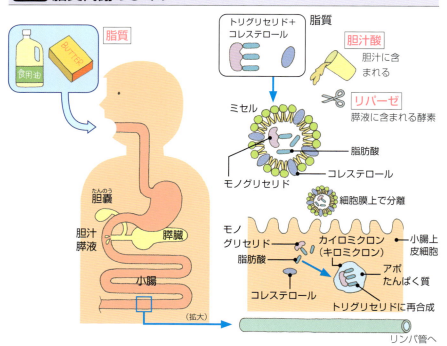

肝臓で合成されるコレステロールは、水溶性分子に包まれて粒子となる。この粒子にはさまざまな種類があり、カイロミクロンはもっとも比重が軽い。低比重リポたんぱくのLDLは末梢組織にコレステロールを運ぶことから「悪玉コレステロール」とよばれ、高比重リポタンパクのHDLはコレステロールを回収することから「善玉コレステロール」とよばれる。多く摂取すると動脈硬化を引き起こすことから「悪玉」とよばれているが、生体にとって欠かせない栄養素である。

## ■過剰な脂質が分解できずに起きる病気

　肝臓の脂肪細胞に蓄積された脂質は、必要に応じて分解されてエネルギー（ATP）や細胞膜の材料などとして全身の各組織で使われる（脂肪配布）。

　ところが、蓄積された脂質に対して消費される分が少なく、肝臓で中性脂肪やコレステロールが異常に蓄積されると、脂質異常症（高脂血症）という疾患をきたす。脂質異常症では血管内にLDLコレステロールが沈着して動脈硬化を引き起こす。動脈硬化が進むと、心筋梗塞や狭心症、脳梗塞などのおそれがある。

　また、大量の飲酒、感染症など、薬剤、糖尿病などにより肝臓の代謝が障害された場合には、中性脂肪の合成が促進されて分解されなくなり、肝臓に中性脂肪が沈着する脂肪肝という疾患が引き起こされる。

### 図6-4 リポたんぱく質の循環

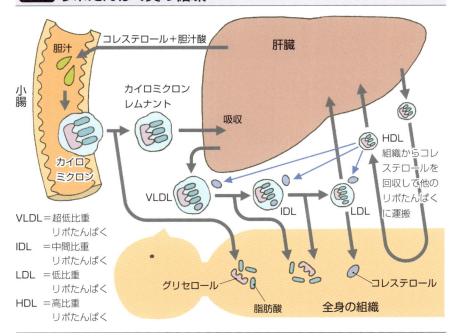

## ■先天性脂質代謝異常

　先天性脂質代謝異常によって起こる疾患としては、脂質代謝にかかわる酵素が遺伝的に欠損しているもの、LDL受容体が欠損しているものなどがある。また、蓄積していた脂肪をエネルギーに変換できなくなる脂肪酸酸化異常症、果物や野菜に含まれる植物ステロールが排泄されずに血管や組織内に蓄積することで起きるシトステロール血症などがある。

### ●ライソゾーム病

　ライソゾーム（リソソーム→ p.23）内の酸性分解酵素が欠損して脂質が異常に蓄積し、肝臓や脾臓の腫大、骨の変形などの症状が現れる。ゴーシェ病、ニーマン・ピック病、ポンペ病（→ p.120）など50種類以上の疾患がライソゾーム病に含まれる。

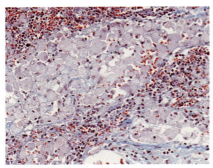

ゴーシェ病。グルコセレブロシドという糖脂質が分解されずに脾臓や肝臓、骨髄などの細胞に蓄積し、貧血や骨折などの症状が出る。写真は脾臓のゴーシェ細胞（グルコセレブロシドを蓄積したマクロファージ）。

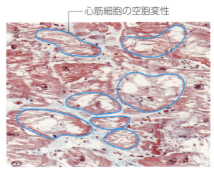

心筋細胞の空胞変性

ファブリー病（ライソゾーム病の一種→ p.183）。グロボトリアオシルセラミド（GL-3）という糖脂質を分解する酵素が欠損しているためにGL-3が蓄積して起こる。男女、小児と成人とで発症する臓器や症状が異なるという特徴がある。

### ●家族性高コレステロール血症

　LDLコレステロール受容体の遺伝子に変異があり、LDLコレステロールが肝臓で回収されずに血液中で異常蓄積することで起きる。同一遺伝子が2個そろうホモ接合体ではLDLコレステロールが著しく高くなり、幼児期から動脈硬化が進行する。

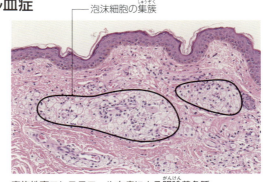

泡沫細胞の集簇

家族性高コレステロール血症による眼瞼黄色腫

# ■脂肪肝

脂肪肝とは肝臓に30%以上の中性脂肪（トリグリセリド）が沈着した状態。原因としてはアルコール性と非アルコール性（肥満、薬剤、糖尿病など）に分けられる。肝細胞内に沈着する脂肪滴は、その大きさにより大滴性と小滴性に分類されるが、混在していることも多い。

## ●大脂肪滴

細胞内に、核よりも大きな脂肪滴が存在する。視野の30%以上を大脂肪滴が占める場合に大滴性脂肪肝という。

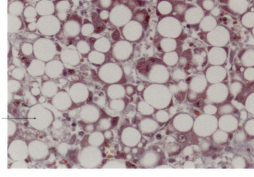

脂肪滴

## ●マロリー小体

肝細胞の細胞質内に見られる好酸性の封入体。アルコール性肝炎でよく見られ、慢性胆汁うっ滞、NASH（非アルコール性脂肪肝）、肝細胞がんなどでも見られる。

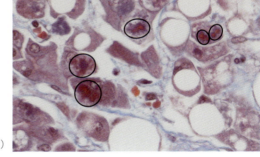

マロリー小体（円内）

## ●小脂肪滴

肝細胞内に小さい脂肪滴が沈着する。小滴性脂肪肝は急性妊娠脂肪肝（妊娠後期に発症する脂肪肝）やライ症候群（ウイルス感染した小児にまれに起こる急性脳症と肝障害）、テトラサイクリン系の抗生物質による脂肪肝などで見られる。

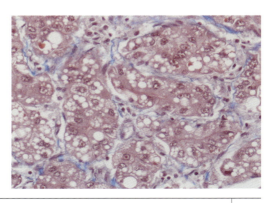

## ■粥状動脈硬化症

　粥状動脈硬化症（アテローム性動脈硬化）は、コレステロールやコレステロールエステル、それらの壊死性残骸などが血管内膜に沈着して粥状硬化性プラークを形成する疾患。隆起したプラークにより血管内が線維性の皮膜で覆われ、狭窄して血流が悪くなったり遮断されたりすると、その結果として虚血、動脈瘤形成などを引き起こす。粥状動脈硬化症に関連して起きる虚血性心疾患は、日本の死因の第2位となっている。

　粥状動脈硬化症のリスク因子としては、遺伝子異常、家族性高コレステロール血症などの家族歴のほか、脂質異常症、高血圧、喫煙、糖尿病など食事や生活習慣を見直すことで改善可能な因子もかかわっている。

　バターや動物性脂肪の摂取を控えて魚油に多く含まれるオメガ3脂肪酸を摂取するなど、プラークのおもな成分であるLDLコレステロールを減らし、プラークからコレステロールを回収するHDLコレステロールを増やすことが重要である。

### ●粥状硬化性プラークの構造

### 図6-5 粥状動脈硬化の経過

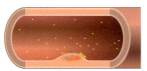

①血管の内皮細胞が傷つき、内膜にLDLが入り込んで酸化する。それをマクロファージが取り込む。

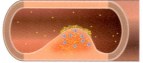

②プラークによって血管の内腔が狭くなり、血流が滞る（労作性狭心症）。

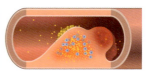

③プラークが破綻して血栓ができることにより、血管が閉塞（急性心筋梗塞）。

## ●粥状動脈硬化症（低度）

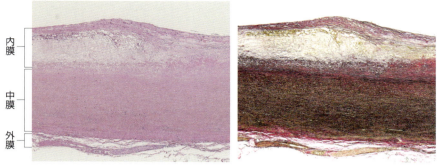

左は HE 染色、右は EVG（エラスチカ・ワンギーソン）染色。内膜が肥厚していることがわかる。EVG は弾性線維を黒褐色に、膠原線維を赤色に染める染色法。

## ●粥状動脈硬化症（高度）

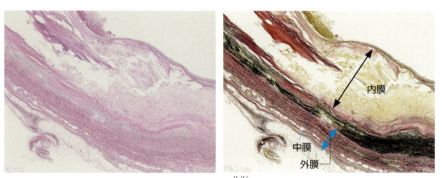

内膜はさらに肥厚し、中膜の弾性線維は減少・消失し菲薄化している。外膜にも線維化が見られる。

## ●コレステロール結晶

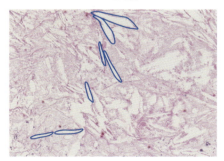

粥状硬化した内膜組織内において脂質が針状に結晶化したもの。結晶は標本作製の過程で消失し、標本では空隙を確認することができる。

## ●泡沫細胞

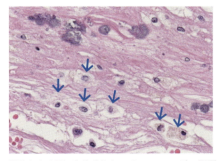

酸化した LDL を貪食したマクロファージ。脂質の貪食により細胞質が淡明化している。

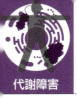

# たんぱく質代謝障害

## ■同化作用と異化作用

　ヒトの筋肉や皮膚、血液、内臓などをつくる材料となるたんぱく質は、20種類のアミノ酸の組み合わせからなり、この組み合わせによりたんぱく質の性質は異なる。しかも、20種類のアミノ酸のうち9種類は体内では合成できない必須アミノ酸であるため、必ず食物から摂取しなければならない。そのため食物に含まれるたんぱく質をアミノ酸に分解して、体内で再度たんぱく質に合成する必要がある。

　体内に取り込まれたたんぱく質は、胃液に含まれるペプシンによって10個程度のアミノ酸がつながったポリペプチドに分解され、次に小腸でジペプチドやトリペプチドに分解される。最終的にアミノ酸まで分解されて小腸上皮細胞に吸収されると、各細胞の遺伝情報に基づいて並び替えられて目的のたんぱく質に合成される。ただし、たんぱく質は体内に溜めておくことができないので、再合成されなかったたんぱく質はエネルギー源や脂質の合成に使われる。

　このようにアミノ酸からたんぱく質を合成する「同化作用」と、たんぱく質をアミノ酸に変える「異化作用」を繰り返している。

### 図6-6 たんぱく質の代謝

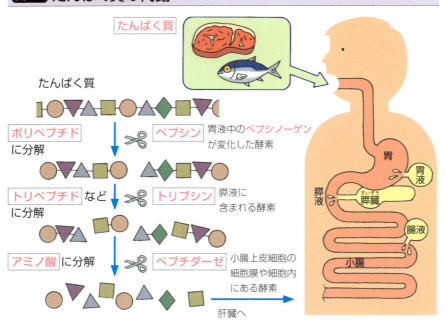

# ■先天性アミノ酸代謝異常症

たんぱく質代謝とは別に、アミノ酸の代謝経路が存在している。たんぱく質を分解したアミノ酸は各細胞のたんぱく質に再合成されるが、一部は遊離アミノ酸として一定量蓄えられて、脂肪酸の合成やケトン体の生成などに使われる。

アミノ酸代謝にかかわる酵素に異常があると、血液中のアミノ酸濃度が高くなりすぎたり、必要なアミノ酸が欠損したりするなどの障害が生じる。遺伝的にこのような遺伝子異常がある疾患を先天性アミノ酸代謝異常症という。臓器の中でも脳、肝臓、腎臓に障害をきたすことが多く、発育障害や知的発達障害をともなう。

## ●おもなアミノ酸代謝異常症

| 疾患名 | 欠損する酵素 | おもな症状 |
|---|---|---|
| フェニルケトン尿症 | フェニルアラニンヒドロキシラーゼ | 知的発達障害、痙攣、重度の発達遅滞 |
| 高チロシン血症1型 | フマリルアセト酢酸ヒドラーゼ | 肝不全、肝腫大、低血糖、成長障害、尿細管障害 |
| メープルシロップ尿症 | 2-オキソ酸デカルボキシラーゼ | 脳症、哺乳障害、脳浮腫、昏睡 |
| ホモシスチン尿症 | シスタチオニンβシンターゼ | 近視、精神遅滞、てんかん、骨粗鬆症、血栓 |
| アルカプトン尿症 | ホモゲンチジン酸ジオキシゲナーゼ | 黒色尿、関節炎 |

# ■血漿たんぱく質異常症

血液から血球を除いた血漿には、アルブミン、γ-グロブリン、血液凝固因子、抗体などのたんぱく質が含まれており、総量の80～90％をアルブミンとγ-グロブリン（Ig）が占める。血漿に含まれるたんぱく質に異常をきたし、血液中の量が減少または増加して引き起こされるのが血漿たんぱく質異常症である。

血液中のアルブミンが減少する低アルブミン血症は、肝硬変などの肝臓疾患によるアルブミン産生の減少、腎臓の機能低下によるアルブミン喪失などにより引き起こされる。アルブミンは水分を血管内にとどめる作用があるため、低アルブミン血症になると全身のむくみや腹水、胸水、血圧低下などの症状が現れる。

抗体であるγ-グロブリンが増加する高ガンマグロブリン血症は、慢性肝炎や肝硬変、自己免疫疾患であるシェーグレン症候群にともなって発症する。当初は無症状だが、貧血、筋力低下、出血、視覚障害、末梢神経障害など、多彩な症状が現れる。

# ■アミロイドーシス

異常な線維構造のたんぱく質（アミロイド）が体内のさまざまな臓器に沈着して、機能不全を起こす疾患をアミロイドーシスとよぶ。正常な構造のたんぱく質は可溶性だが、プロテオグリカンやグリコサミノグリカンと結合した線維性のたんぱく質凝集体は水や血液に溶けにくく、デンプン（アミロース）と似た染色性であるためにアミロイドと名づけられた。

アミロイドーシスは現在 30 種類以上が同定されているが、アミロイドが沈着する範囲によって全身性と限局性とに分かれる。全身の複数の臓器でアミロイド沈着が起きる全身性アミロイドーシスには、形質細胞が増殖する原発性アミロイドーシス、骨髄腫にともなうアミロイドーシス、関節リウマチなどの慢性炎症に合併する反応性アミロイドーシスなどがある。また、限られた地域において家族性型が見られる家族性地中海熱（遺伝性家族性アミロイドーシス）は、遺伝性アミロイドーシスと分類されることもあるが、全身性アミロイドーシスのひとつと見なすこともできる。

ひとつの臓器や組織のみにアミロイドが沈着する限局性アミロイドーシスは、肺、咽頭、皮膚、膀胱、舌などでよく見られる。甲状腺髄様がんや膵島腫瘍などの内分泌腫瘍、胃の未分化がんなどに局限する内分泌性アミロイド、老人の心臓によく見られる老化にともなうアミロイドーシスもある。

## ●代表的なアミロイドーシスの分類

| | | 臨床病理的分類 | 関連疾患 | 前駆たんぱく質 |
|---|---|---|---|---|
| 全身性アミロイドーシス | | 原発性アミロイドーシス | 多発性骨髄腫 | 免疫グロブリン軽鎖（AL） |
| | | 反応性アミロイドーシス | 慢性炎症状態 | 血清アミロイドAたんぱく（SAA） |
| | | 透析アミロイドーシス | 慢性腎不全（血液透析） | $\beta$2-ミクログロブリン |
| | | 家族性地中海熱 | — | 血清アミロイドAたんぱく（SAA） |
| | | 家族性神経症 | — | トランスサイレチン |
| 限局性アミロイドーシス | | 老人性脳性アミロイドーシス | アルツハイマー病 | アミロイド$\beta$たんぱく |
| | | 孤発性心房アミロイドーシス | — | 心房性ナトリウム利尿因子 |
| | | その他 | 2型糖尿病 | アミリン |
| | | | 甲状腺髄様がん | カルシトニン |

6 章●代謝障害——物質処理工場の不調

### 図6-7 原発性アミロイドーシスの病態形成

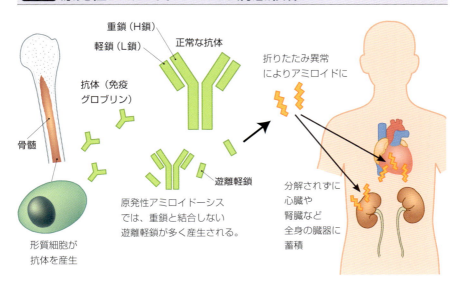

### ●腎アミロイドーシス

全身性アミロイドーシスの一種で、アミロイドーシスでもっとも頻度が高い。アミロイドは糸球体に沈着するほか、尿細管周囲の間質組織や動脈にも見られる。発症すると重篤になる可能性が高い。

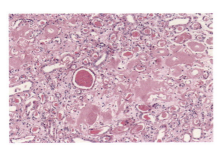

左上はHE染色、右上はDFS（ダイレクトファーストスカーレット）染色。DFSもコンゴー赤染色（→p.35）と同様にアミロイドを染色する。偏光顕微鏡下では緑色の複屈折を示す（右下図）。

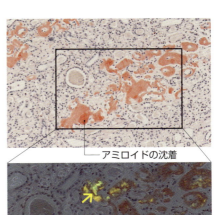

## ●肝アミロイドーシス

アミロイド沈着が進行するに従って、肝実質や類洞にいたる。その後肝細胞が変形、圧迫萎縮して肝実質の大部分がアミロイドに置きかわってしまう。

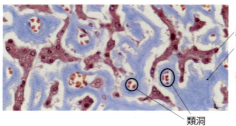

肝細胞
アミロイドの沈着

萎縮した肝細胞と類洞の間の領域（ディッセ腔）にアミロイドが沈着している（マッソン・トリクローム染色）。

類洞

## ●心アミロイドーシス

全身性アミロイドーシスのあらゆる型において心臓でのアミロイドーシスが起きる。老人性全身性アミロイドーシスでも、もっとも多く見られる。免疫グロブリン軽鎖（AL）を前駆たんぱくとする病型、野生型トランスサイレチン（ATTRwt）、変異型（ATTRv）という3種類の病型がある。

肉眼的な変化は見られないが、アミロイド沈着により心室の壁が厚く固くなるため拡張しにくくなり、進行すると収縮力も低下する。心内膜下にアミロイドが沈着すると、刺激伝導系が障害されて不整脈が起きる。

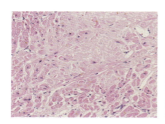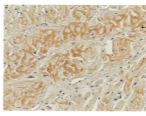

アミロイドの沈着

左は HE 染色、右は DFS 染色。アミロイドが沈着して心筋が消失している。

## ●トランスサイレチン型心アミロイドーシス

肝臓で産生されるトランスサイレチン（プレアルブミン）というたんぱく質の構造が異常になり、臓器に沈着する。心エコーや心臓 MRI、シンチグラフィなどの画像検査で検出可能。トランスサイレチン安定化薬と核酸医薬（siRNA）が保険適用となり、不治の病とされてきたアミロイドーシスの中でも治療可能になっている。

## ●反応性アミロイドーシス

関節リウマチや強直性脊椎炎、炎症性腸疾患などの慢性炎症状態に続発して、血清アミロイドAたんぱく（SAA）が全身性に分布して沈着する。また、腎細胞がんやホジキンリンパ腫などのがんでも起きる。

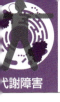

# 鉄代謝障害

## ■鉄が過剰になることで起こる臓器障害

　血液中のヘモグロビンや酵素に含まれている鉄は、赤血球の材料として全身に酸素を運ぶ役割を担っている。生体が必要とする鉄の多くは、役目を終えて崩壊した赤血球から補充される。食品から摂取された鉄のうち、ヘム鉄は腸管上皮細胞に直接吸収されるが、非ヘム鉄はそのままでは吸収されないため、鉄還元酵素によって還元されてから吸収され、フェリチンと結合して貯蔵される。貯蔵された鉄が血中に遊走すると、血清鉄となって赤血球の産生に利用される。

　体内の鉄が不足すると、貧血（鉄欠乏性貧血）、運動機能や認知機能の低下などを引き起こす。一方で、体内に鉄が増えすぎると鉄過剰症となる。さらに鉄過剰症は、鉄を含む褐色の色素であるヘモジデリンが臓器に沈着したヘモジデローシスと、鉄過剰によって臓器障害が起きたヘモクロマトーシスとに分かれる。

　ヘモクロマトーシスの多くは遺伝性疾患（特発性）であり、鉄代謝の異常により鉄が過剰に存在するために心不全、肝不全、内分泌・発育障害、発がんなどの重篤な臓器障害を引き起こす。

　遺伝性ではない二次性ヘモクロマトーシスは、鉄代謝は正常ながら、大量の輸血を繰り返すことで発症する輸血後過剰症や、大量飲酒による鉄の過剰摂取などがある。

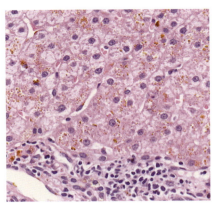

ヘモクロマトーシスの HE 染色。細胞内に見える小さな赤茶色の粒がヘモジデリン（ヘモグロビン由来の色素）

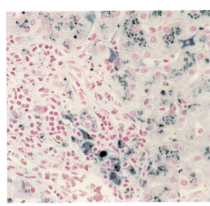

ヘモクロマトーシスのベルリン青染色。鉄を含むヘモジデリンは青に染色される。ピンク色に染色されているのは細胞の核

# カルシウム代謝障害

## ■副甲状腺ホルモンが血中濃度を調節

　ミネラルの一種であるカルシウムは、骨の形成や筋収縮、血液凝固、神経の安定などの働きを担う。体内のカルシウムの99％は骨に存在していて、残り1％が血液や筋肉、神経で生理的機能を調節している。

　血液中のカルシウム濃度は、副甲状腺が分泌するパラソルモン（PTH）、甲状腺C細胞が分泌するカルシトニンというホルモンなどによって調節されている。血中カルシウム濃度を上昇させるパラソルモンは、血中カルシウム濃度が低下すると骨の代謝を促して骨のカルシウムを血液中に放出し、腎臓でのカルシウム再吸収を促進することで血中カルシウム濃度を高める。また、食事から摂取したビタミンDを活性化させて、小腸でのカルシウム吸収を高める。

　一方、カルシウムは副甲状腺ホルモンの分泌を調整しており、血中カルシウム濃度が低下すると副甲状腺ホルモンの分泌を促進し、逆に血中カルシウム濃度が高くなるとホルモン分泌を抑える。このような相互作用によって血中カルシウム濃度が一定に保たれている。

　このバランスが崩れると、副甲状腺機能亢進症、または副甲状腺機能低下症となり、カルシウムの代謝が正常に行えなくなる。それにより高カルシウム血症、腺腫、病的石灰化などをきたす。

### 図6-8 副甲状腺ホルモンによるカルシウム代謝

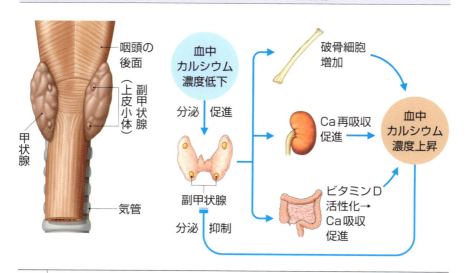

# ■カルシウム代謝障害に関連する病態

## ●副甲状腺腺腫

　高カルシウム血症の原因である副甲状腺機能亢進症を引き起こす代表的な疾患。腺腫によりパラソルモンが過剰分泌されるために骨から多くのカルシウムが血中に放出される。

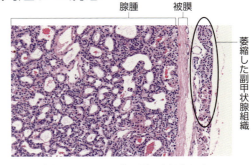

腺腫は直径1〜2cmの楕円形で主細胞によって構成され、被膜に覆われる。腺腫の辺縁には萎縮した副甲状腺組織が見られる。

## ●骨粗鬆症

　骨量（カルシウムやリンなど骨中のミネラル成分量）が減少し、骨の強度が低下する疾患。破骨細胞の機能が相対的に過剰になることで起こる。閉経や加齢などによる原発性骨粗鬆症と、特定の疾患が原因となる続発性骨粗鬆症に分類される。

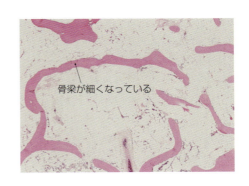

## ●骨軟化症（くる病）

　低リン血症、ビタミンD代謝物作用障害などにより、血中リン濃度を低下させるホルモンが過剰に活性化され、石灰化していない骨器質が増加して発症。成人は「骨軟化症」、骨成長前の小児では「くる病」とよぶ。

## ●異常栄養性石灰化

　血中のカルシウム濃度とリン濃度が正常で、高カルシウム血症でないにもかかわらず、変性組織や壊死組織などにカルシウムが沈着して起こる。クッシング症候群で多く見られる。

## ●転移性石灰化

　慢性腎不全によりリン酸イオンが排泄されなくなったために血中リン酸イオンが上昇し、副甲状腺機能亢進症から高カルシウム血症を発症。骨からカルシウムが放出され、他臓器にもカルシウムが沈着する。

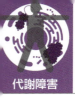

# 色素代謝障害

## ■副甲状腺ホルモンが血中濃度を調節

体内には、メラニン、リポフスチン、ビリルビン、ヘモジデリンなどの色素性物質とよばれる代謝産物が存在している。代謝の異常により色素性物質の産生が過剰になり、臓器や組織内に沈着する。また、色素性物質の産生が低下することもある。

## ■メラニン代謝障害

皮膚や毛髪、網膜などに存在するメラニンは、メラノサイトという細胞によって産生される。皮膚のメラノサイトでは、脳下垂体で生成されるメラノサイト刺激ホルモン（MSH）がメラニン産生を調節しており、副腎皮質機能不全、外傷、やけどなどによりメラニン産生にも異常をきたす。

メラニンの産生が過剰になることで起きる疾患としては、色素性母斑や悪性黒色腫（メラノーマ）がある。メラノサイトががん化して起こる悪性黒色腫は、皮膚のほか頭頸部の粘膜、消化管粘膜にも発症する。一方、メラニンの元となるチロシン欠乏ではフェニルケトン尿症などを引き起こす。

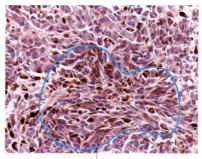

悪性黒色腫 ─ 腫瘍細胞の細胞質にメラニン色素が確認できる

## ■リポフスチン代謝障害

リポフスチンは消耗・摩耗によって発生する脂質性色素で、「老化色素」「消耗性色素」ともよばれる黄褐色顆粒状の細胞内物質。脂質とたんぱく質の複合体であり、フリーラジカルを介した過酸化反応により発生する。

自然に分解されにくいため、加齢にともなって心筋、肝細胞、神経細胞、横紋筋細胞などに蓄積する。

リポフスチンが沈着した臓器は茶褐色に萎縮（褐色萎縮）し、血管のくすみ、シミなどの原因になる。

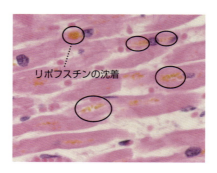

リポフスチンが沈着した心筋

## ■ビリルビン代謝障害

　胆汁に含まれる色素であるビリルビンは、赤血球の色素たんぱく質であるヘモグロビンの最終代謝産物。役目を終えたヘモグロビンから間接ビリルビンとなって肝臓に運ばれると、肝細胞で水溶性の直接ビリルビンに変換されて胆汁に排出される。胆汁のビリルビンは腸管に排出され、最終的に腎臓から尿中に排出される。

　この代謝プロセスの障害や排出異常により、血中ビリルビンが異常に上昇する高ビリルビン血症が起こる。高ビリルビン血症では、皮膚や眼の粘膜が黄色く染まったように見える黄疸という病態が典型的。

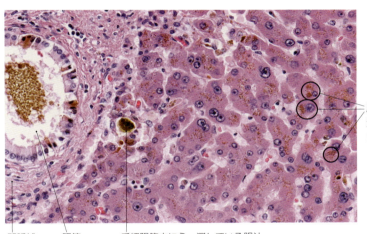

門脈域　胆管　　毛細胆管内にうっ滞している胆汁　　肝細胞に沈着したビリルビン

## ■体外性色素

　体内に取り込まれる体外色素として肺でしばしば見られる炭粉は、環境中に存在する空気汚染物質。石炭や油煙などを吸い込むと、肺胞内、肺胞間質、リンパ節に沈着して炭粉症を引き起こす。炭粉が蓄積した肺組織は肉眼的に黒くなる。肺気腫をともなった際には呼吸困難、貧血症状などが現れる。

　石炭の粉塵を吸入することで起きる炭鉱夫じん肺症などでは、気管支周辺に集まってきたマクロファージが蓄積した粉塵を貪食し、局所的細気管支性肺気腫を引き起こすことがある。

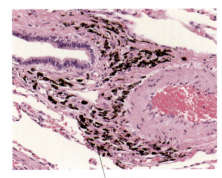

炭粉の沈着

代謝障害

139

# 核酸代謝障害

## ■プリンの最終代謝物である尿酸が痛風を引き起こす

　核酸を構成する主成分であるプリン塩基（プリン体）は、アデニンやグアニンとして細胞核に存在する。プリン体は代謝によって最終的に尿酸となり、腎糸球体で濾過されて尿中に排出される。

　プリン代謝の異常により尿酸の産生が過剰になると同時に排泄が低下し、血中の尿酸が増加すると高尿酸血症を引き起こす。高尿酸血症でもっともよく見られる疾患は、関節内や関節周辺に尿酸塩結晶が沈着して急性関節炎が起きる痛風である。痛風の一部は遺伝性の原発性痛風だが、ほとんどは原因不明の特発性痛風であると考えられる。

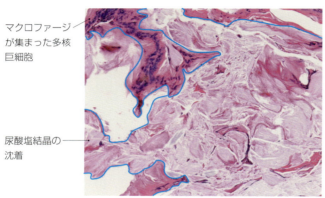

痛風結節。尿酸塩の結晶からなる沈着物を認め、周囲には異物型巨細胞が出現している。

### 図6-9 痛風の病態

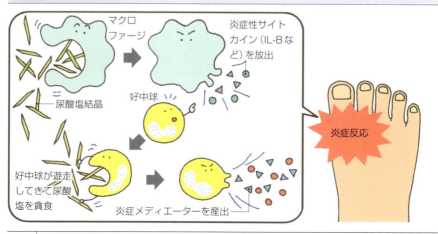

## 6 章のまとめ

### 糖代謝障害

●糖質は、グルコースなど糖の最小単位である単糖類、２つの単糖からできているマルトースなどの二糖類、たくさんのグルコースがつながったデンプンなどの多糖類という３種類に分類される。

●糖代謝のプロセス：デンプンは、口腔内の唾液に含まれるアミラーゼやムチンによって分解されてデキストリンに変換される。十二指腸ではアミラーゼによってマルトース（麦芽糖）に変わり、小腸でマルターゼによってグルコース（単糖）になる。その一部はグリコーゲンとして肝臓に貯蔵され、残りは全身の臓器に運ばれる。

●糖代謝は、膵臓から分泌されるインスリンというホルモンによって調節される。インスリンは、血液中のブドウ糖濃度を下げるとともに、グリコーゲンの合成の促進、グリコーゲンの分解の抑制などを行う。

●糖原病は先天性糖代謝異常であり、グリコーゲンを分解するときに働く酵素の遺伝子異常が原因。体の組織にグリコーゲンが異常に蓄積して、さまざまな症状を呈する。

●糖原病は遺伝子異常が生じる臓器によって肝型と筋型、それ以外に分類される。肝型糖原病は、低血糖や肝機能障害などの症状が見られる。筋型糖原病は、運動時筋痛や筋硬直などの筋症状が見られ、横紋筋融解症、ミオグロビン尿症などの急性症状から腎不全に陥ることもある。

●糖尿病は後天性糖代謝異常であり、膵臓から分泌されるインスリンが働かない（インスリン抵抗性）または欠乏している（インスリン分泌低下）ことにより、血液中のブドウ糖（血糖）が増えすぎて生じる。

●糖尿病は、膵$\beta$細胞の破壊によりインスリンが欠乏する１型と、インスリン分泌低下・抵抗性による２型に分類される。１型糖尿病と２型糖尿病では、発症の原因だけでなく、発症する年齢、症状も異なる。

●１型糖尿病は小児から思春期に好発し、自己免疫により膵$\beta$細胞が破壊されて起こることがほとんど。肥満は影響しない。

●２型糖尿病は中高年に多く、肥満が影響する。生活習慣または遺伝的要因によってインスリンの分泌が低下したり働きが悪くなったりする。

●糖尿病の慢性合併症には、大血管症と細小血管症がある。大血管症は、動脈硬化を進行させて脳血管障害や虚血性心疾患、下肢の虚血（壊疽）を引き起こす。細小血管症は網膜や腎臓などの末梢神経の障害で、糖尿病性網膜症や糖尿病性腎症を引き起こす。

代謝障害

## 脂質代謝障害

●食物に含まれる脂質の多くは中性脂肪（トリグリセリド）とコレステロールからなる。

●脂質は水に溶けないため、十二指腸で胆汁酸によって小さな粒状（ミセル）に変換される（乳化・ミセル化）。ミセルになると、膵液に含まれるリパーゼという酵素の働きでミセル内のトリグリセリドが脂肪酸とモノグリセリドに分解されて、小腸の上皮細胞から細胞内に入り込む。細胞内ではアポたんぱく質と結合してカイロミクロンという集合体を形成し、リンパ管に取り込まれ、最終的に肝臓にたどり着く。

●肝臓で合成されるコレステロールにはさまざまな種類があり、比重が軽いものからカイロミクロン、VLDL（超低比重リポたんぱく）、IDL（中間比重リポたんぱく）、LDL（低比重リポたんぱく）、HDL（高比重リポたんぱく）とよばれる。LDLは末梢組織にコレステロールを運ぶことから「悪玉コレステロール」とよばれ、HDLはコレステロールを回収することから「善玉コレステロール」とよばれる。

●蓄積された脂質に対して消費される分が少なく、肝臓で中性脂肪やコレステロールが異常に蓄積されると、脂質異常症（高脂血症）という疾患をきたす。脂質異常症では血管内にLDLコレステロールが沈着して動脈硬化を引き起こす。動脈硬化が進むと、心筋梗塞や狭心症、脳梗塞などのおそれがある。大量の飲酒や感染症などにより肝臓の代謝が障害された場合には、中性脂肪の合成が促進されて分解されなくなり、肝臓に中性脂肪が沈着する脂肪肝という疾患が引き起こされる。

●先天性脂質代謝異常によって起こる疾患としては、脂質代謝にかかわる酵素が遺伝的に欠損しているもの、LDL受容体が欠損しているものなどがある。

●ライソゾーム病はライソゾーム（リソソーム）内の酸性分解酵素が欠損して脂質が異常に蓄積し、肝臓や脾臓の腫大、骨の変形などの症状が現れる先天性脂質代謝異常。ゴーシェ病、ファブリー病、ニーマン・ピック病など50種類以上の疾患がライソゾーム病に含まれる。

●LDL受容体の欠損による疾患には、家族性高コレステロール血症がある。

●肝細胞内に広く中性脂肪（トリグリセリド）が沈着する脂肪肝は、アルコール、肥満、薬剤、糖尿病などの後天的な原因により引き起こされる。アルコール性脂肪肝と非アルコール性脂肪肝（NASH）に分類される。

●粥状動脈硬化症（アテローム性動脈硬化）は、コレステロールなどが血管内膜に沈着して粥状硬化性プラークを形成する疾患。虚血性心疾患の原因となる。リスク因子としては、遺伝子異常、家族性高コレステロール血症などの家族歴のほか、脂質異常症、高血圧、喫煙、糖尿病など食事や生活習慣を見直すことで改善可能な因子もかかわっている。

## たんぱく質代謝障害

●体内に取り込まれたたんぱく質は、胃液に含まれるペプシンによって10個程度のアミノ酸がつながったポリペプチドに分解され、次に小腸でジペプチドやトリペプチド、最終的にアミノ酸に分解される。

●アミノ酸からたんぱく質を合成する作用を「同化作用」、たんぱく質をアミノ酸に変える作用を「異化作用」という。

●アミノ酸代謝にかかわる酵素に異常があると、血液中のアミノ酸濃度が高くなりすぎたり、必要なアミノ酸が欠損したりするなどの障害が生じる。遺伝的にこのような遺伝子異常がある疾患を先天性アミノ酸代謝異常症という。フェニルケトン尿症などが代表的。

●血漿に含まれるたんぱく質（アルブミン、γ-グロブリンなど）に異常をきたし、血液中の量が減少または増加して引き起こされるのが血漿たんぱく質異常症である。低アルブミン血症や高ガンマグロブリン血症などが代表的。

●異常な線維構造のたんぱく質（アミロイド）が体内のさまざまな臓器に沈着して、機能不全を起こす疾患をアミロイドーシスとよぶ。アミロイドが沈着する範囲によって全身性と限局性とに分かれる。アミロイドの前駆たんぱく質としては、免疫グロブリン軽鎖（AL）、血清アミロイドAたんぱく（SAA）、トランスサイレチンなどがある。

## 鉄代謝障害

●食品から摂取された鉄のうち、ヘム鉄は腸管上皮細胞に直接吸収されるが、非ヘム鉄はそのままでは吸収されないため、鉄還元酵素によって還元されてから吸収され、フェリチンと結合して貯蔵される。貯蔵された鉄が血中に遊走すると、血清鉄となって赤血球の産生に利用される。

●体内の鉄が不足すると、貧血（鉄欠乏性貧血）、運動機能や認知機能の低下などを引き起こす。一方で、体内に鉄が増えすぎると鉄過剰症となる。さらに鉄過剰症は、ヘモジデリンが臓器に沈着したヘモジデローシスと、鉄過剰によって臓器障害が起きたヘモクロマトーシスとに分かれる。

代謝障害

## カルシウム代謝障害

- 体内のカルシウムの99%は骨に存在していて、残り1%が血液や筋肉、神経で生理的機能を調節している。
- 血液中のカルシウム濃度は、副甲状腺が分泌するパラソルモン（PTH）、甲状腺C細胞が分泌するカルシトニンというホルモンなどによって調節されている。
- 一方で、カルシウムは副甲状腺ホルモンの分泌を調整しており、血中カルシウム濃度と副甲状腺ホルモンの相互作用によって血中カルシウム濃度が一定に保たれている。このバランスが崩れると、副甲状腺機能亢進症、または副甲状腺機能低下症となり、カルシウムの代謝が正常に行えなくなる。それにより高カルシウム血症や病的石灰化などをきたす。

## 色素代謝障害

- 体内には、メラニン、リポフスチン、ビリルビン、ヘモジデリンなどの色素性物質とよばれる代謝産物が存在している。代謝の異常により色素性物質の産生が過剰になり、臓器や組織内に沈着したり、逆に色素性物質の産生が低下したりすることもある。
- メラニンの産生が見られる疾患としては、色素性母斑や悪性黒色腫（メラノーマ）などがあげられる。
- リポフスチンは消耗・摩耗によって発生する黄褐色顆粒状の脂質性色素で、フリーラジカルを介した過酸化反応により発生する。加齢にともなって心筋や肝細胞などに蓄積する。リポフスチンが沈着した臓器は茶褐色に萎縮（褐色萎縮）する。
- 高ビリルビン血症は、胆汁に含まれる色素・ビリルビンの代謝プロセスの障害や排泄異常により、血中ビリルビンが異常に上昇する疾患。皮膚や眼の粘膜が黄色く染まったように見える黄疸という病態が典型的。
- 体内に取り込まれる体外色素としてもっともよく見られる炭粉は、環境中に存在する空気汚染物質。肺胞内や肺胞間質に沈着して炭粉症を引き起こす。

## 核酸代謝障害

- 核酸を構成する主成分であるプリン塩基（プリン体）は、細胞核に存在する。代謝によって最終的に尿酸となり、腎糸球体で濾過されて尿中に排出されるが、代謝の異常により血中の尿酸が増加すると、痛風などの高尿酸血症を引き起こす。

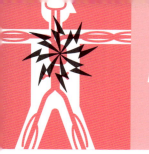

# 7章

## 循環障害──血の巡りの不調

循環系の構造と機能………………………………… 146
血液の分布異常……………………………………… 148
体液の分布異常・浮腫……………………………… 150
出血の分類…………………………………………… 152
止血のしくみ………………………………………… 154
血液成分が付着する血栓症………………………… 156
血管が詰まる塞栓症………………………………… 160
血管が詰まって壊死する梗塞……………………… 163
血液量が急に不足するショック…………………… 165
末梢に血液を供給できない心不全………………… 168
7章のまとめ………………………………………… 170

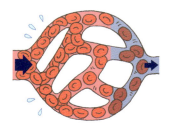
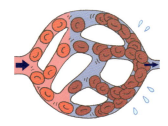

**循環障害**

# 循環系の構造と機能

## ■酸素や二酸化炭素、栄養素などを運搬

血液とリンパ液を循環させて、全身の組織に酸素や栄養素を運搬し、各組織から二酸化炭素や代謝副産物を回収するシステムが循環系である。血管と心臓からなる血管系が血液を循環させ、リンパ管とリンパ節からなるリンパ系がリンパ液を循環させる。

血液系循環では、心臓が収縮と拡張を繰り返すポンプとして働き、血管の弾力性で血流が生まれ、血液の圧力で血管を押し広げる力（血圧）が変動する。心臓が収縮して血液が一気に送り出される最大血圧（収縮期血圧）は血圧が高くなり、心臓が拡張して血管に送り出される血液が減る最小血圧（拡張期血圧）は血圧が下がる。

心臓は右心系と左心系に分かれる。右心系は静脈血が右心房から右心室を通って肺動脈を介して肺に送り出され、左心系は肺でガス交換された酸素を受け取った動脈血が左心房から左心室を通ってポンプ作用により大動脈に送り出されて全身を巡る。

また、二酸化炭素を含む血液が心臓から送り出されて肺動脈を通って肺へ進み、肺でガス交換されて酸素を多く含む血液が肺静脈を通って心臓に戻る循環を肺循環とよぶ。対して、肺から心臓に戻った血液が脳、心臓、肝臓、消化管、腎臓などの臓器を巡って酸素を送り、各組織から二酸化炭素などを受け取って大静脈を通って心臓に戻る循環を体循環とよぶ。

血管に次ぐ第2の体液経路といわれるリンパ系は、静脈に沿って全身に張り巡らされている。リンパ管の中を流れるリンパ液（リンパ）は、毛細血管から漏れ出て再吸収されなかった水分が間質液となったもので、たんぱく質や脂質を含んでいる。

### 図7-1 血圧のしくみ

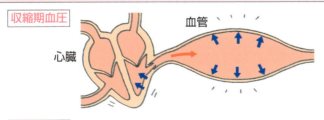

収縮期血圧 — 心臓が収縮したときの、血液が血管を押す力（血圧）。最大血圧ともいう。

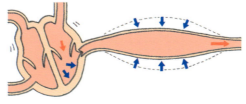

拡張期血圧 — 心臓が拡張したときの、血液が血管を押す力（血圧）。最小血圧ともいう。

### 図7-2 全身の血液循環（体循環と肺循環、リンパ循環）

心臓の左心室から出た動脈は、末梢に向かうにつれて細くなり、毛細血管につながる。毛細血管はじょじょに合流して静脈につながり、心臓へと向かう。毛細血管の血管壁からもれ出た血漿は、毛細血管と細胞の間を満たす間質液となり、毛細リンパ管に入る。

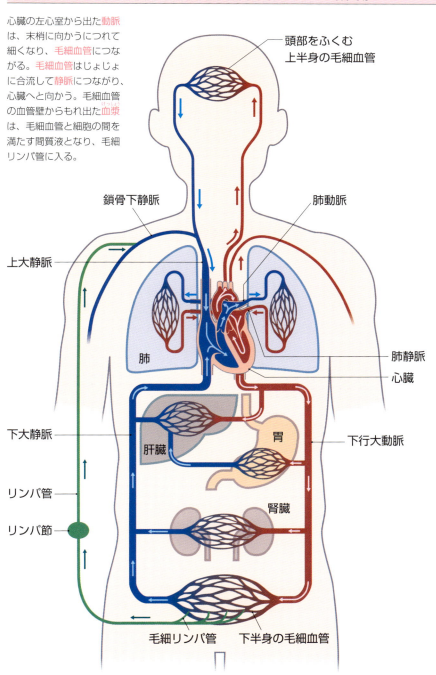

147

# 血液の分布異常

## ■血液量が増加する充血とうっ血

　血液が循環して酸素と栄養を送り届け、二酸化炭素と代謝物を除去することで、全身の組織や細胞は正常に機能することができる。循環に障害が起きて一部の組織における血液量が増えたり減ったりするなど、血液量の分布に異常が生じることがある。

　血液量が増加する分布異常としては、充血とうっ血がある。これらは同じような現象に見えるが、発生するメカニズムが異なっている。

　充血は、炎症局所や運動時の骨格筋において細動脈が拡張して、組織に流れ込む動脈血が増加して起こる。能動的な血液量の増加であることが特徴。末梢神経への刺激や血管を拡張させる物質の作用で起こる場合もあれば、自律神経の働きによる赤面や消化管の活動など生理的に起こる場合もある。動脈血が満ちた状態なので、充血した部分は紅潮して見える。

　うっ血は、静脈血の流出が妨げられたことにより臓器や組織に血液が流れなくなり、臓器や組織に血液が停滞して起こる。血液流出の低下の結果として生じるので、受動的な血液量の増加となる。心不全など全身で血液の停滞が起こる全身性のうっ血と、腫瘍や血栓などにより静脈の流れが悪くなって起こる局所性のうっ血があり、長期間持続する慢性うっ血では、低酸素状態になって実質細胞の壊死や組織線維化をきたす。うっ血した組織は病的暗赤色（チアノーゼ）に見える。

## ■血液量が減少する虚血

　充血やうっ血と反対に、動脈の狭窄や閉塞により動脈血の流量が減少することを虚血という。虚血が起きる原因としては、血管の攣縮や低血圧などの機能的なものと、粥状動脈硬化症や血栓症など血管内部の障害や腫瘍など血管外部からの圧迫など器質的なものがある。

　動脈血が流れなくなった組織は低酸素状態となりミトコンドリアの機能障害に陥る。その結果、細胞の変性や壊死をきたす。虚血から壊死に至る時間は臓器によって異なるが、心筋細胞や神経細胞はほかの細胞に比べて壊死に至るまでの時間が短い。ただし、虚血が一過性だった場合は、組織や細胞への障害も一過性で、血流の再開にともなって組織や細胞は回復する。一方で、虚血の程度が軽度であっても、長期間虚血が継続されると、細胞や組織の萎縮や線維化が見られる。

## 図7-3 充血・うっ血・虚血の模式図

● 正常

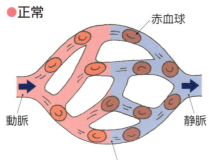

● 充血

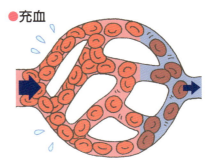

流れこむ動脈血が増えて、毛細血管に血液がたまった状態

● うっ血

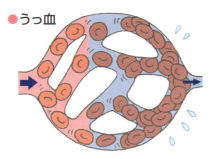

静脈に出ていく血液が減って、毛細血管に血液がたまった状態

● 虚血

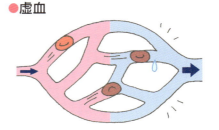

流れこむ動脈血が減って、毛細血管の血液も少ない状態

● 慢性肺うっ血

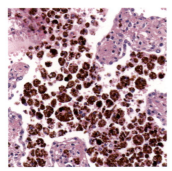

左心不全により肺胞の毛細血管にうっ血が生じ、漏出性の出血が起きる。肺胞内にヘモジデリン（→p.135）を貪食したマクロファージ（いわゆる心不全細胞）が見られる。

● 慢性肝うっ血

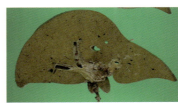

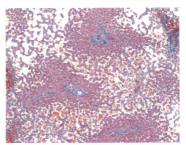

慢性肝うっ血では、右心不全などにより肝小葉の中心静脈周辺を中心に類洞の拡張や赤血球のうっ滞が見られる。うっ血が進行すると、肝割面はナツメグ（ニクズク）に類似した肉眼像を呈し、しばしば「ニクズク肝」とよばれる。

循環障害

# 体液の分布異常・浮腫

## ■全身性浮腫と局所性浮腫

　成人のヒトの体は、体重の約60％を体液が占める。体液とは、水、電解質、非電解質を含む液体成分で、3分の2程度が細胞内に存在し、残りの3分の1は細胞外の間質内に細胞外液として存在している。細胞外に存在する体液の4分の3は間質液（組織間液）だが、4分の1程度が血漿成分である。

　このような間質液が組織内にとどまる量が増加したり、血管内の水分である血漿が血管外に漏れ出して毛細血管内で増加したりすることを浮腫という。浮腫が起きる原因や機序はさまざまで、全身性浮腫と局所性浮腫に分けられる。

　全身性浮腫は、心不全やネフローゼ症候群など、心疾患、腎不全、肝硬変、がんなどの全身性疾患にともなって全身に現れる。一方の局所性浮腫は、下肢静脈瘤など静脈やリンパ管の閉塞によるもの、熱傷や打撲により炎症が起きて毛細血管の透過性が高まって血管から間質への体液の移動が進むことによるものなどがある。

## ■腹水や胸水などの腔水症

　浮腫と同じように間質液が貯留する状態だが、胸腔や腹腔、心嚢などの体腔に体液が溜まった場合を腔水症という。また、腔水症の中でも、病変からではなくうっ血や浮腫などにより漏れ出た間質液を漏出液とよび、炎症やがんからにじみ出した間質液を滲出液とよぶ。

　漏出液が溜まる原因としては、低アルブミン血症による浸透圧の差、腎疾患によるナトリウムと水の貯留、肝硬変による門脈圧の亢進などがある。一方の滲出液が溜まる原因には、胸膜や腹膜にできた腫瘍や炎症による血管透過性の亢進があり、細菌性腹膜炎や急性腹膜炎などがある。そのため、漏出液は血液成分やたんぱく質があまり含まれず透明だが、滲出液は血液成分やたんぱく質を含み細胞数も多く、場合によっては血液の赤みのある濁った色をしている。

### ●漏出液と滲出液の比較

|  | 原因 | 外観 | たんぱく量 | 比重 | 細胞数 |
|---|---|---|---|---|---|
| 漏出液 | 非炎症性 | 透明 | 2.5g/dL以下 | 1.015以下 | 少ない |
| 滲出液 | 炎症 | 混濁 | 4.0g/dL以上 | 1.018以上 | 多い |

## ■浮腫のおもな原因
### ●毛細血管の内圧上昇
　毛細血管内の静水圧は一定の範囲内に保たれているが、うっ血性心不全などにより静脈の流れが障害されて毛細血管内の静水圧が上昇し、全身性浮腫が起きる。静水圧上昇と同時に腎血流量が低下するためナトリウムと水が貯留する。

　また、下肢深在部の血栓性静脈炎では患部から離れた部位で静水圧が上昇して局所性浮腫が起きる。

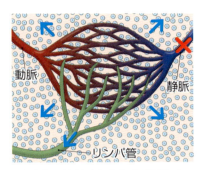

毛細血管から漏れ出た水分（間質液）の一部はリンパ管に流入するが、リンパ管に排出しきれない水分が組織間に貯留することで浮腫が生じる。

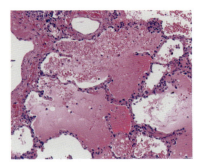

肺水腫。いわゆる「肺に水がたまった状態」で、左心不全により肺うっ血をきたし、毛細血管から肺胞内に体液が漏出した状態。病理画像では、肺胞内に液体（薄いピンク色）が充満している。

### ●血漿膠質浸透圧の低下
　血管内で水分を保持する役割（膠質浸透圧）を担う血中アルブミンは、血漿たんぱく質の半分以上を占めているが、血管壁の異常などにより血中のアルブミンが失われると血漿膠質浸透圧が低下して全身性浮腫を引き起こす。ネフローゼ症候群や腎不全、肝硬変でよく見られる。

### ●リンパ管閉塞
　リンパ管の圧迫や狭窄、閉塞により流れが阻害されたリンパ液の排出障害の結果として、局所性浮腫が起きる。乳がん手術でリンパ節郭清を行った場合の四肢のリンパ浮腫も、リンパ管閉塞によるもの。

### ●ナトリウム貯留
　連鎖球菌の感染による糸球体腎炎や急性腎不全によりナトリウムや水の再吸収量が増えると、ナトリウムや水の貯留量が増え、静水圧が上昇するとともに血漿浸透圧が低下して全身性浮腫を起こす。

循環障害

# 出血の分類

## ■破綻性出血と漏出性出血

　血管から血液が流出することを出血といい、破綻性出血と漏出性出血に分けられる。

　破綻性出血は血管壁が破れて血液が流れ出る出血で、外傷、炎症、腫瘍、高血圧、動脈瘤、粥状（アテローム性）動脈硬化症などにより起こる。一方の漏出性出血は血管壁が破れることはなく、毛細血管や細静脈の隙間から赤血球が漏れ出る出血で、肺うっ血など長期のうっ血により毛細血管の内圧が高くなることが原因のひとつである。また、止血のしくみがきちんと働かず、一度出血すると止血しにくくなる（出血性素因）ことでも漏出性出血が起こる。

### 図7-4 破綻性出血と漏出性出血

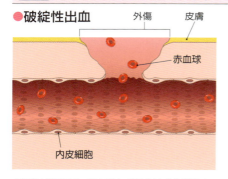

●破綻性出血

血管壁が破れて、赤血球などの血液成分が流出

●漏出性出血

血管壁の明らかな破綻は見られないが、血管の外に赤血球が漏出

## ■臨床的特徴による分類
### ●血腫、血胸

　出血が組織外に流れ出ずに、組織内に出血して溜まってできた塊を血腫という。原因としては打撲などが考えられる。脳を覆っている硬膜と脳表の間で出血してできた硬膜下血腫、硬膜と頭蓋骨の間でできた硬膜外血腫などがある。

　組織内ではなく胸腔内に出血して溜まったものは血胸という。ほかにも心嚢内の心膜血症、関節腔内の関節血症がある。

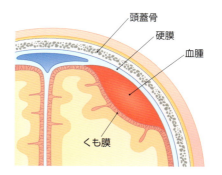

急性硬膜下血腫。頭を強く打つなど外力が加わったときに、硬膜とくも膜の間にできる。

● 点状出血、紫斑、皮下血腫

　皮膚や粘膜面に現れる直径 1 〜 2mm 程度の微少な出血は点状出血という。血小板機能の低下、ビタミン C 欠乏症などにより血管壁がもろくなっているとき、皮膚を強くこすったときなどに見られる。

　点状出血より大きい紫紅色や暗紫褐色の皮疹（斑）は紫斑という。紫斑には炎症をともなうものと炎症をともなわないものがあり、炎症性紫斑は血管炎により起きる。非炎症性紫斑は、血小板機能の異常、血友病など凝固因子の異常によるもののほか、老人性紫斑のように血管支持組織の脆弱化によるものがある。

　紫斑よりさらに大きい皮下血腫は、いわゆるあざのことで、斑状出血ともよばれる。

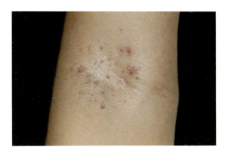
点状出血

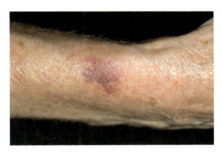
紫斑

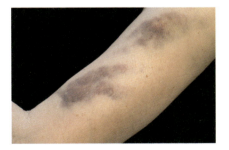
皮下血腫（斑状出血）

## ■出血部位による分類

　出血した部位によっても分類がある。鼻からの出血は鼻出血、気管、気管支、肺からの出血は喀血、上部消化管からの出血は吐血、下部消化管からの出血は下血とよばれる。尿中に血液が混入している場合は血尿という。

# 止血のしくみ

## ■血小板が凝集して傷口をふさぐ

　血管が損傷を受けて血液が流出すると、出血を防ぐために、すみやかに止血のプロセスが進行する。

　正常止血のプロセスでは、まず血管の損傷部位で一過性の血管収縮（細動脈収縮）が起きる。そうすることで損傷部位の血流を低下させて、傷口を小さくする。加えてエンドセリンなどの血管収縮因子が放出されて、収縮はさらに強くなる。

　傷口には血小板が集まってきて、内皮細胞下のフォン・ヴィレブランド因子（VWF）が血小板と傷口の接合を促す。活性化した血小板が形態を変化させながら ADP やトロンボキサンといった顆粒（生理活性分子）を放出すると、さらに血小板が凝集する。それにより一次止血栓が形成される。この段階を一次止血とよぶ。

　血小板で形成された一次止血栓だけではしっかり止血できないため、血液中の凝固因子が集まってきて二次止血が進行する。二次止血を促す凝固因子は12種類の膜糖たんぱく質からなり（第Ⅳ因子だけはカルシウムイオン）で、これらの凝固因子が次々と反応を起こしていく（カスケード理論）。最終的には第Ⅰ因子のフィブリノゲンが変化したフィブリンが網状の膜をつくり、一次止血栓を補強する。

　一次止血、二次止血を経てフィブリンと血小板から永久栓（血餅）が形成されて、出血を防ぐ。それと同時に内皮細胞が組織プラスミノーゲン活性化因子（t-PA）を産生して、血餅が損傷部位の範囲外まで広がらないようにとどめる。

### 図 7-5　正常止血のプロセス

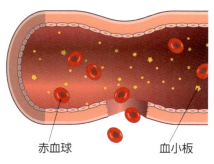
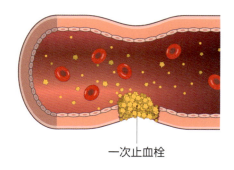
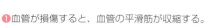

❶血管が損傷すると、血管の平滑筋が収縮する。　　❷傷口に血小板が凝集し、一次血栓を形成する。

## ● 12種類の血液凝固因子

| 番号 | 名称 | 番号 | 名称 |
|---|---|---|---|
| Ⅰ | フィブリノゲン | Ⅷ | 抗血友病因子 |
| Ⅱ | プロトロンビン | Ⅸ | クリスマス因子 |
| Ⅲ | 組織因子 | Ⅹ | スチュアート因子 |
| Ⅳ | カルシウムイオン | ⅩⅠ | PTA |
| Ⅴ | ACグロブリン | ⅩⅡ | ハーグマン因子 |
| Ⅶ | プロコンバーチン | ⅩⅢ | フィブリン安定化因子 |

番号は発見された順にローマ数字でⅠからⅩⅢまで与えられている（Ⅵのみ欠番）

## ■出血部位以外では血液凝固させない

　血管の損傷部位を止血したのにもかかわらず血液凝固がとまらず、損傷部位以外にもおよぶことになれば、血栓となり血栓症を引き起こす。そうならないように止血のプロセスでは、血液凝固を抑制する複数のしくみが働いている。

　そのひとつが、血液凝固が進行すると同時にプラスミンの酵素活性によりフィブリンや血小板からなる線維素が溶解されることである。プラスミンがフィブリンを分解して塊を形成できないようにする。

　内皮細胞では、アンチトロンビン（AT）がトロンビンなどの血液凝固因子と結合してこれらを不活化させるとトロンビンが減少し、フィブリン膜も形成されなくなる。

　また、内皮細胞から発現されるトロンボモジュリンやプロテインCによる制御もある。トロンボモジュリンとトロンビンが結合してできた複合体にプロテインCが結合すると、プロテインCが活性化プロテインCに変換されて血液凝固因子を分解する。それによりフィブリンが形成されなくなり、血液凝固が抑制される。

循環障害

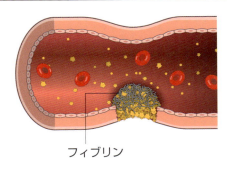

フィブリン

❸フィブリンが血小板にからまって、強固な二次血栓を形成する。

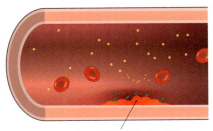

組織プラスミノーゲン
活性化因子（t-PA）

❹止血が完了すると組織プラスミノーゲン活性化因子（t-PA）が産生され、血栓を分解する。

# 血液成分が付着する血栓症

循環障害

## ■血栓を起こす原因

血管内や心臓に、血液の塊（血栓）が付着する状態を血栓症という。血栓により血管の狭窄や閉塞をきたし、血液の流れが悪くなるために起こる虚血性疾患や梗塞は、もっとも頻度の高い心血管疾患の原因となっている。

血栓症のおもな原因について、ドイツの病理学者であるルドルフ・ウィルヒョウは「内皮細胞障害（血管壁）」「血行の停滞（血流）」「血液凝固亢進（血液）」という3要素が重要であると提唱した（ウィルヒョウの3徴候）。これら3つの要素はそれぞれ独立して存在しているのではなく、相互関係により血管内の恒常性を保っている。

血管内皮細胞はプロスタグランジン12（PG12）や一酸化窒素（NO）などを放出することで血小板が凝集しすぎないよう抑制しているほか、血小板血栓の形成を制御するしくみなどいくつもの抗凝固機能を備えている。また、心臓や動脈などは血液の流れが速いため、血液凝固が起こりにくい。ところが、外傷や動脈硬化、血管炎、弁膜炎、感染などにより血管内皮細胞が傷害を受けると、血小板の活性化、血液凝固促進性変化などが起こり、血栓が形成される。

正常な血流では、血小板などは血管内の中心部分を流れ、血管内壁に近い部分をさらさらした血漿が流れることで、血液凝固を防いでいる。しかし、弁の裏側や静脈洞などの入り組んだ部分では血液が滞りやすく、血流の乱れや停滞が起きる。そのような血流の異常により内皮細胞の傷害が引き起こされたり、血小板や白血球が血管内壁に触れやすくなる。

血液凝固亢進は、遺伝性の凝固因子異常や、心疾患や外傷による血管障害、凝固因子であるフィブリン濃度の増加、抗凝固因子のアンチトロンビンの生産低下などによりもたらされる。がんの全身転移、妊娠時などの高エストロゲン状態などでも血液が凝固しやすい状態になる。

●ウィルヒョウの3要素

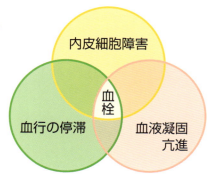

## ■発生部位による分類

### ●動脈血栓

粥状動脈硬化により起きることが多い血栓で、活性化された血小板を多く含み、血管を閉塞しやすい。動脈は血流が速いため血小板が活性化しやすく、血小板が白く見えることから、外観的特徴から白色血栓とよばれる。

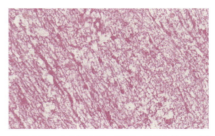

白色血栓。血小板とフィブリンからなり白っぽい。灰白色の縞はツァーン線条といい、血栓が層状に成長したことを表す。

### ●静脈血栓

静脈の血栓は、約90%が下肢の深部静脈に発生する（深部静脈血栓症）。エコノミークラス症候群は静脈血栓に分類される。血流が遅く赤血球を多く含むため、赤色血栓とよばれる。

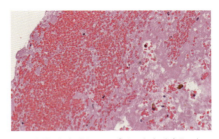

赤色血栓。赤血球とフィブリンを多く含み、赤っぽく見える。

### ●混合血栓

白色血栓と赤色血栓が混在する血栓。

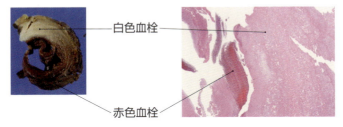

### ●壁在血栓

心房内や心室内、大動脈内に沈着した粘度の高い脂のカスのような血栓のことで、不整脈や拡張型心筋症などの心筋収縮異常、心筋炎などの内膜傷害によって血栓ができやすくなる。

### ●弁膜血栓

心臓の弁膜に付着した血栓で、細菌や真菌などの感染性心内膜炎により弁膜にできた大きな血栓は疣贅とよばれる。非感染性で血液凝固亢進によりできる、弁膜血栓もある。

## ■血栓の転帰

血管内に形成された血栓の転帰としては、発生部位によっても異なるが、次のようなものがあげられる。

### ●伸展（増大）
血小板やフィブリンがさらに集まってきて、血管内で血栓がさらに大きく成長する。

### ●溶解
線維素溶解因子のプラスミンが活性化し、新しい血栓は急速に小さくなり完全に溶解する。古い血栓はプラスミンでは溶解できない。

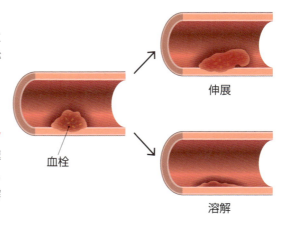

### ●塞栓
血管内から剥離した血栓が、血流に乗って離れた部位で詰まってしまう。

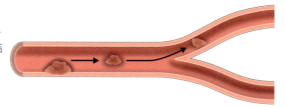

### ●器質化
古くなった血栓を内皮細胞が覆い、平滑筋細胞や線維芽細胞が遊走してきて肉芽組織が形成される。

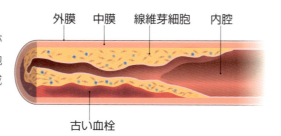

### ●再疎通
器質化した血栓に毛細血管が新生し、血栓のなかに通路が形成される。

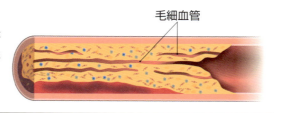

## ■播種性血管内凝固症候群（DIC）
はしゅ

　播種性血管内凝固症候群（DIC）は、全身の微小循環にフィブリン血栓が形成される疾患。多数の微小血栓ができるときに血小板や凝固因子が消費され、同時にフィブリン溶解が病的に活性化される。それにより止血に必要な血小板や凝固因子が不足して、全身性の出血性疾患が引き起こされる。

　DICを発症するのは、がん、白血病、細菌感染症にかかっている人が3/4を占める。外傷や熱傷などの広範な組織傷害、ショック、常位胎盤早期剥離などの産科合併症でDICをきたすこともある。

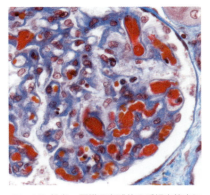

マッソン染色。腎臓の糸球体の毛細血管内にあるフィブリン血栓が赤い小構造物として確認できる。

### 図7-6 播種性血管内凝固症候群（DIC）の病態生理

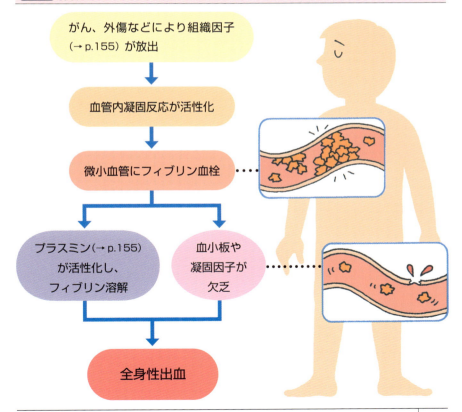

循環障害

# 血管が詰まる塞栓症

## ■血流に乗って塞栓が運ばれる

　血液に入り込んだ固体、液体、気体からなる浮遊物が、動脈や静脈の血流に乗って離れた場所に運ばれ、血管を詰まらせて梗塞や機能障害を引き起こす。この浮遊物を塞栓とよぶ。

　塞栓のうちもっとも頻度が高いのは、血管壁にできた血の塊が剥がれ落ちて遊離した血栓塞栓症（血栓症）で、全身のさまざまな臓器で梗塞を起こす。

　塞栓症の分類は、塞栓により梗塞を起こす臓器や部位で分ける場合と、塞栓となるものによって分ける場合がある。塞栓になるものとしては、脂肪、空気、骨髄片、腫瘍、アテローム（コレステロール結晶）、細菌、寄生虫、虫の卵などがある。

### ●塞栓症の種類

| 種類 | 塞栓物質 | 塞栓ができる場所 |
|---|---|---|
| 血栓塞栓症 | 凝血塊 | 脳、腸管、下肢、腎臓、脾臓、肺、深部下肢 |
| 羊水塞栓症 | 胎児の皮膚や脂肪などの羊水成分 | 母胎の肺血管 |
| 脂肪塞栓症 | 脂肪滴 | 肺、脳、皮膚、網膜 |
| 空気塞栓症 | 空気 | 肺、脳 |
| 骨髄塞栓症 | 脂肪滴に骨髄成分が含まれる | 肺 |
| 腫瘍塞栓症 | がん細胞 | 肺 |
| コレステロール塞栓症 | アテローム性コレステロール | 腎臓、四肢、消化管、中枢神経、網膜 |

## ■もっとも頻度が高い血栓塞栓症

　血管に溜まった壁在血栓や弁膜血栓などが浮遊物となって、動脈や静脈を詰まらせる。動脈にできた血栓の場合は、脳の脳梗塞、腸管膜動脈を閉塞させる腸梗塞のほか、下肢や腎臓で梗塞を起こす。静脈にできる血栓のほとんどは深部下肢静脈で、もっとも多いのが肺塞栓症である。

　長期間におよぶ入院などにより下肢深部静脈にできた血栓が遊離すると、下大静脈系を通って心臓に運ばれて、右心系を通って肺動脈系で塞栓を起こす（肺動脈血栓塞栓症）。長時間の飛行機搭乗によるエコノミークラス症候群（旅行者血栓症）も、足の血液循環が悪くなってできた静脈血栓が肺動脈を詰まらせることで起きる肺動脈血栓塞栓症である。

160　7章●循環障害——血の巡りの不調

血栓塞栓症の中には、複数の臓器や組織の血管を詰まらせる全身性血栓塞栓症もある。全身性血栓塞栓症のほとんどは心臓内壁在血栓によるもので、大動脈瘤や粥状動脈硬化などから生じた血栓もある。

### 図 7-7 エコノミークラス症候群

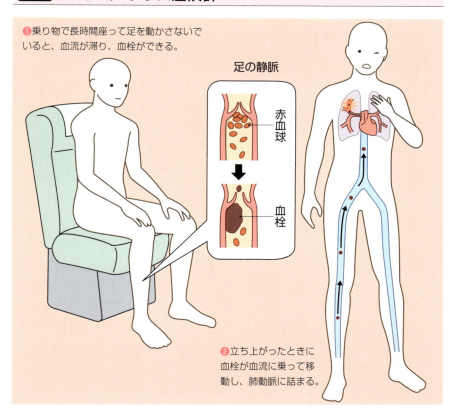

❶乗り物で長時間座って足を動かさないでいると、血流が滞り、血栓ができる。

足の静脈
赤血球
血栓

❷立ち上がったときに血栓が血流に乗って移動し、肺動脈に詰まる。

● 肺動脈血栓塞栓症

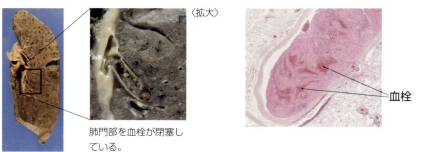

〈拡大〉

肺門部を血栓が閉塞している。

血栓

### ●羊水塞栓症

分娩直後に、胎児の皮膚や脂肪などを含む羊水が子宮静脈を通って母胎の循環系に入り込み、肺血管を閉塞させて発症する。まれに起こる分娩合併症だが、致死率は 80〜90％ときわめて高い。

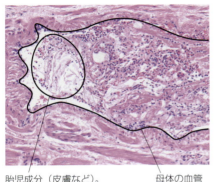

胎児成分（皮膚など）。炎症細胞やフィブリンが混在した血栓塞栓物を認める。

母体の血管

### ●コレステロール塞栓症

粥状硬化性プラーク（→ p.128）由来のコレステロール結晶が末梢で塞栓を起こす。カテーテル検査や冠動脈バイパス術の心血管手術などにより起こることが多く、皮膚症状（黒紫斑）や腎機能障害が特徴的。

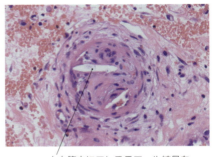

小血管内にコレステロール結晶をともなった塞栓形成を認める。

### ●腫瘍塞栓症

血管内に浸潤したがん細胞集塊が、塞栓を形成する。

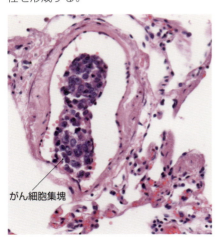

がん細胞集塊

### ●骨髄塞栓症

骨折、軟部組織の挫傷などで毛細血管が破綻して、骨髄組織や脂肪組織が血中に入り込んで起きる。

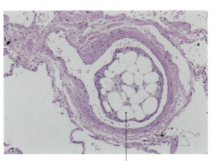

血管内に侵入した骨髄組織が塞栓を形成

# 血管が詰まって壊死する梗塞

## ■血栓や塞栓が原因

　血栓をはじめとした塞栓により血管が詰まり、血液の流入出が妨げられることで虚血性壊死を起こした部分を梗塞という。心臓に生じた心筋梗塞、脳に生じた脳梗塞は死亡原因の上位となっている。下肢深部静脈の血栓が肺動脈を詰まらせる肺梗塞では、呼吸困難やチアノーゼ（血液中の酸素不足により皮膚や粘膜が暗紫色に変化した状態）を起こし、死に至ることもある。腸管梗塞も致命的になることがある。腎臓、脾臓でも梗塞が起こりやすい。

　梗塞の原因としては、動脈内血栓や塞栓が多く、皮膚の内側にできた粉瘤（アテローム）の膨張、腫瘍や解離性大動脈瘤などによる血管外からの圧迫などもある。また、外傷による血管の破綻、腸捻転などの血管のねじれが原因となって梗塞を生じることもある。

## ■貧血性の白色梗塞

　梗塞は外観によって白色梗塞と赤色梗塞に分けられる。梗塞巣が白く見える貧血性の白色梗塞は、腎臓、脾臓、心臓などの組織が充実した臓器や組織で見られ、終末動脈の支配領域に沿って生じる。梗塞はくさび形や三角形になる。

　白色梗塞の梗塞では凝固壊死（→ p.39）が見られる。凝固壊死した梗塞の辺縁では炎症反応が起こった後、肉芽組織による置換により器質化され、最終的に瘢痕化する。

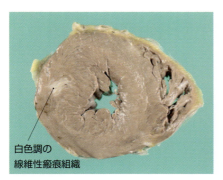

陳旧性心筋梗塞（心筋梗塞を起こした梗塞巣が線維化した状態）

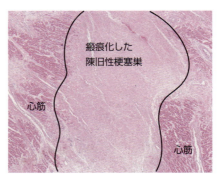

HE染色。約3か月経過した心筋梗塞巣（陳旧性）では瘢痕化している。

## ■出血性の赤色梗塞

梗塞巣が赤く見える赤色梗塞は、肺のように血管が二重支配を受けている臓器や、小腸のように側副循環が発達した臓器で生じる。また、卵巣捻転のような静脈閉塞、肺など梗塞領域に血液が溜まりやすい臓器でも見られる。心筋梗塞に対する血栓溶解療法で血行が再開したときに見られる再灌流傷害では、心筋で赤色梗塞が生じうる。
脳梗塞では囊胞性梗塞ともよばれる溶解壊死が見られるという特徴がある。

### ●肺出血性梗塞（肺）

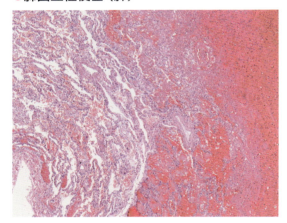

画面右側の赤くなっている箇所が出血性梗塞（出血をともなった凝固壊死）

### ●肺出血性梗塞（小腸）

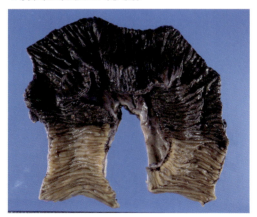

肉眼像。暗赤色調の部分が出血性梗塞により壊死した部分

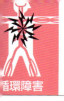

# 血液量が急に不足するショック

## ■ショックの定義と症状

　急激に発生した全身性の循環障害により臓器や組織の血流量が低下し（低灌流状態）、組織が低酸素や代謝障害に陥って機能障害が生じる症候群を「ショック」という。ショックが長く続くと、不可逆的な組織傷害が起こり、しばしば致命的となる。

　ショックはさまざまな原因により起こるが、血圧低下と臨床所見から診断を行う。基本的な診断基準は、収縮期血圧が90mmHg以下、または通常の血圧より30mmHg以上低下したときとされている。また、①心拍数、②頻脈・徐脈、③爪の毛細血管再充満時間の遅延、④意識障害、⑤乏尿・無尿、⑥顔面蒼白・冷や汗・39℃以上の発熱のいずれか、という6項目のうち3項目以上に該当する臨床所見が見られる場合はショックと診断される。

　ショックの典型的な症状としては、顔面蒼白、虚脱、冷や汗、呼吸不全、脈拍触知不能があり、「ショックの5徴候」とよばれている。

## ■ショックの病期と転帰

　ショックの病期は、非進行期、進行期、不可逆期の3つに分けられる。

　非進行期は、ショックになっていても反射的代謝機構（代償性ショック）が働くため、頻脈や血圧低下は生じているが、生命維持できるだけの血流が維持されている。早期に治療されることや発症時の年齢、合併症の有無によっては、ショック後回復することができる。

　進行期は、組織の血流が低下して酸素欠乏に陥ることから、細胞内では好気性呼吸に代わって嫌気性解糖が行われ、乳酸過剰による代謝性アシドーシスとなり、血管運動反応が低下する。このころから全身の臓器や組織で機能不全が起きはじめる。そのため、生存できても各種臓器に障害が残ることが多い。

　不可逆期は難治性ショック（不可逆性ショック）ともよばれ、多臓器不全となっているため、治療によって血行動態が改善されても生存できない。不可逆期でなくても、治療が遅れたり、重篤な合併症があったりした場合は死に至る。

## ■ショックの種類

ショックは原因により、低容量性ショック、心原性ショック、敗血症性ショック、神経原性ショックに大きく分けられる。このほか、アレルギーの一種で、薬剤やハチ毒により血流低下や意識障害が起こるアナフィラキシーショックもある。

### ●低容量性ショック

外傷による大量の出血、手術や胃潰瘍などによる消化管出血、重度熱傷による体液の喪失、脱水や嘔吐下痢、多尿による体液の減少などを原因として、循環血液量や血漿量が減少して起こる。循環血液量減少性ショックともいう。

### ●心原性ショック

急性心筋梗塞や急性心筋炎などにより心筋のポンプ機能不全に陥り、心拍出量が低下して起こるショック。心膜炎や胸部のケガなどの心タンポナーデ、重症の気胸、心臓外への流出路閉塞などがポンプ機能低下の原因になることもある。

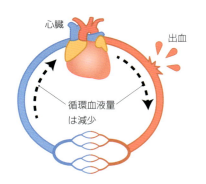

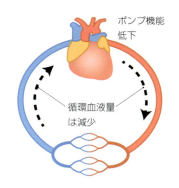

## ■ショックによる臓器の傷害

ショックにより低酸素傷害を受けた細胞や組織では、血流低下や微小血管の血栓症などが見られる。これらの傷害が目立つ臓器としては、脳、心臓、腎臓、副腎、消化管などがある。

### ●腎臓

貧血、腫脹、急性尿細管壊死が見られる。ショック腎ともいう。

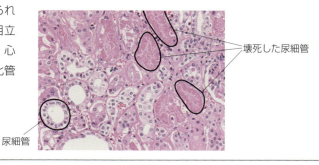

● **敗血症性ショック**

おもに細菌の感染により起きるショックで、エンドトキシン産生性グラム陰性桿菌感染によるものがとくに多い。エンドトキシンにより炎症性メディエーター（TNFやIL-1）が大量に放出されるために血管の拡張、漏出をきたし、末梢循環血液量が低下して起こる。

● **神経原性ショック**

血液分布異常性ショックといわれるタイプの一種で、脳損傷や脊髄損傷などにより神経機能が低下して起きるショック。血管収縮にかかわる交感神経の機能が低下することで末梢血管が拡張して血圧が低下し、ショック状態に陥る。

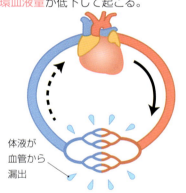

体液が血管から漏出

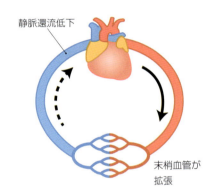

静脈還流低下

末梢血管が拡張

● **肝臓**

肝臓への血流減少により肝小葉中心性壊死が生じる。ショック肝ともいう。

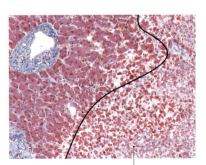

画面右半分が壊死

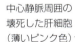

中心静脈周囲の壊死した肝細胞（薄いピンク色）

門脈域周囲の壊死していない肝細胞（濃いピンク色）

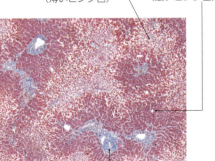

門脈域

循環障害

循環障害

# 末梢に血液を供給できない心不全

## ■心不全の原因

　心臓のポンプ機能が低下することによって、末梢組織が必要とする血液を送り出せなくなることを心不全という。通常、心臓に負荷がかかると肥大（→ p.30）や拡張によって適応するが、容量負荷や圧負荷とよばれる負荷がかかり続けると心臓が肥大し、心不全を引き起こす原因となる。

　心不全の原因となる容量負荷とは、心室中隔欠損や大動脈弁閉鎖不全、僧帽弁閉鎖不全などにより心室に流入する血液が増えすぎる負荷のこと。心臓に流入する直前に心室にかかる負荷であることから「前負荷」ともよばれる。

　圧負荷とは、肺動脈弁狭窄や高血圧、大動脈弁狭窄などにより血流の圧力が過剰になる負荷のこと。心臓が収縮した直後にかかる負荷であることから「後負荷」ともよばれる。

## ■心不全の分類

　心不全は、経過によって急性心不全と慢性心不全に分類される。急性心不全は、急性心筋梗塞や不整脈などにより突然心拍出力が低下して、心臓の肥大や拡張といった適応（代償機能）が働かなくなること。慢性心不全は、心筋症や心臓弁膜症などによる心臓のポンプ機能の低下が徐々に進行し、肺や体静脈系がうっ血すること（うっ血性心不全ともよばれる）。

　また、異常が生じた機能によって、動脈血が流れる左心の機能に異常をきたす左心不全と、静脈血が流れる右心の機能に異常をきたす右心不全に分類することもある。

### ●急性心不全と慢性心不全

|  | 急性心不全 | 慢性心不全 |
|---|---|---|
| 発症に至る時間 | 数時間から数日 | 数週間から数か月 |
| 原因 | 急性心筋梗塞、不整脈、急性心筋炎、心タンポナーデ | 心筋症、心臓弁膜症、高血圧性心疾患 |
| 症状 | 呼吸困難、胸の痛み、動悸、顔面蒼白、悪寒、重症の場合は意識障害 | 日常的な息切れ、咳、手足の冷え、動悸、四肢の浮腫、胸水貯留 |
| 病理所見 | 心室の拡張、急性肺水腫、脳や腎臓の虚血 | 心室肥大、慢性の浮腫、静脈のうっ血 |

### 図7-8 心不全の病態

●**左心不全**

ポンプ機能の異常により動脈に十分な血液を送り出せなくなるほか、肺に血液が停滞する。それにより血管壁から肺胞に水分が漏れ出て肺水腫をきたす。典型的な症状として、息切れ、咳が見られる。

また、各組織が酸素不足に陥り、脳では意識障害、腎臓では尿量減少や浮腫、骨格筋では疲労感、皮膚ではチアノーゼといった症状が見られる。

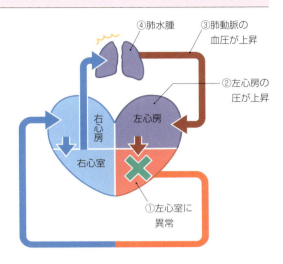

●**右心不全**

右心房のうっ血、上大静脈への逆流、肺動脈への排出量低下などが起きる。左心不全で特徴的な息苦しさや咳などの症状は見られないが、血液のうっ滞による頸静脈の怒張、消化管の浮腫や肝腫大による消化器症状、足の浮腫、胸水・腹水などの症状が見られる。

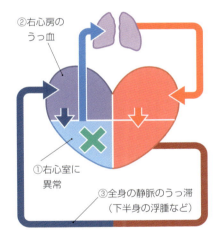

●**心筋構造の変化**

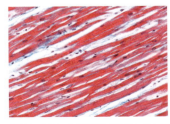

正常な心筋。心筋細胞は整然と並んでいる。

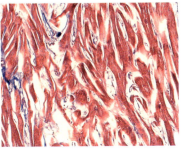

心筋症。心筋細胞の配列が乱れている。

## 7 章のまとめ

### 循環系の構造と機能

- 循環系は、血液とリンパ液を循環させて、全身の組織に酸素や栄養素を運搬し、各組織から二酸化炭素や代謝副産物を回収するシステムである。
- 心臓が収縮して血液が一気に送り出されたときの血圧が最大血圧（収縮期血圧）、心臓が拡張して血管に送り出される血液が減ったときの血圧が最小血圧（拡張期血圧）。
- 肺循環は、二酸化炭素を含む血液が心臓から送り出されて肺動脈を通って肺へ進み、肺でガス交換されて酸素を多く含む血液が肺静脈を通って心臓に戻る循環のこと。
- 体循環は、心臓から送り出された血液が脳、心臓、肝臓、消化管、腎臓などの臓器を巡って酸素を送り、各組織から二酸化炭素などを受け取って心臓に戻る循環のこと。
- リンパ系は、静脈に沿って全身に張り巡らされている。

### 血液の分布異常

- 血液量が増加する分布異常としては、充血とうっ血がある。
- 充血は、骨格筋の運動や自律神経の作用などによって、組織に流れ込む動脈血が増加して起こる。充血した部分は紅潮して見える。
- うっ血は、静脈血の流出が妨げられたことにより臓器や組織に血液が流れなくなり、臓器や組織に血液が停滞して起こる。
- 動脈の狭窄や閉塞により動脈血の流量が減少することを虚血という。

### 体液の分布異常・浮腫

- 体液とは、水、電解質、非電解質を含む液体成分で、3分の2程度が細胞内、残りの3分の1は細胞外に存在している。細胞外に存在する体液の4分の3は間質液（組織間液）だが、4分の1程度が血漿成分である。間質液が組織内にとどまる量が増加したり、血漿が血管外に漏れ出して毛細血管内で増加したりすることを浮腫という。
- 浮腫のおもな原因としては、うっ血性心不全などによる毛細血管の内圧上昇、血漿膠質浸透圧の低下、リンパ管閉塞、ナトリウム貯留がある。
- 胸腔や腹腔、心嚢などの体腔に体液が溜まった場合を腔水症という。

170　7 章●循環障害——血の巡りの不調

## 出血の分類
- 血管から血液が流出することを出血といい、破綻性出血（血管壁が破れて血液が流れ出る）と漏出性出血（毛細血管や細静脈の隙間から赤血球が漏れ出る）に分けられる。
- 出血は臨床的特徴により、血腫や血胸、点状出血、紫斑、皮下血腫などに分類される。また出血部位によっても分類される。

## 止血のしくみ
- 血管が損傷を受けて血液が流出すると、すみやかに止血のプロセスが進行する。
- 正常止血の進行は以下のとおり。①血管の損傷部位で一過性の血管収縮（細動脈収縮）が起き、損傷部位の血流を低下させる。②傷口に血小板が集まってきて、内皮細胞下のフォン・ヴィレブランド因子（VWF）が血小板と傷口の接合を促す。血小板が凝集して一次止血栓が形成される（一次止血）。③血液中の凝固因子が次々と反応を起こし、フィブリンが網状の膜をつくり、一次止血栓を補強する（二次止血）。

## 血液成分が付着する血栓症
- 血管内や心臓に、血液の塊（血栓）が付着する状態を血栓症という。
- 血栓症のおもな原因について、ルドルフ・ウィルヒョウは「内皮細胞障害（血管壁）」「血行の停滞（血流）」「血液凝固亢進（血液）」という3要素が重要であると提唱した（ウィルヒョウの3徴候）。
- 血栓は、発生部位によって動脈血栓、静脈血栓、壁在血栓、弁膜血栓などに分類される。
- 血栓の転帰には、伸展（増大）、溶解、塞栓、器質化、再疎通がある。
- 播種性血管内凝固症候群（DIC）は、全身の微小循環にフィブリン血栓が形成される疾患。多数の微小血栓ができるときに血小板や凝固因子が消費され、同時にフィブリン溶解が病的に活性化される。それにより止血に必要な血小板や凝固因子が不足して、全身性の出血性疾患が引き起こされる。

## 血管が詰まる塞栓症
- 血液に入り込んだ浮遊物が血管を詰まらせて梗塞や機能障害を引き起こすとき、この浮遊物を塞栓とよぶ。
- 塞栓となるものとしては、血栓、羊水、アテローム（コレステロール結晶）、腫瘍、脂肪、骨髄などがある。

循環障害

●最も頻度が高いのは血栓塞栓症（血栓症）。肺動脈血栓塞栓症は、下肢の静脈にできた血栓が肺動脈に詰まるもので、エコノミークラス症候群もこれに相当する。

## 血管が詰まって壊死する梗塞
●血栓をはじめとした塞栓により血管が詰まり、血液の流入出が妨げられることで虚血性壊死を起こした部分を梗塞という。梗塞は外観によって白色梗塞（貧血性）と赤色梗塞（出血性）に分けられる。
●白色梗塞は、腎臓、脾臓、心臓などの組織が充実した臓器や組織に生じ、凝固壊死が見られる。
●赤色梗塞は、肺のように血管が二重支配を受けている臓器や、小腸のように側副循環が発達した臓器で生じる。

## 血液量が急に不足するショック
●急激に発生した全身性の循環障害により臓器や組織の血流量が低下し、組織が低酸素や代謝障害に陥って機能障害が生じる症候群を「ショック」という。
●ショックの病期は、非進行期、進行期、不可逆期の3つに分けられる。
●ショックは原因により、低容量性ショック（出血により循環血液量が減少）、心原性ショック（心臓のポンプ機能不全により心拍出量が低下）、敗血症性ショック（細菌感染によって炎症性メディエーターが放出され、血管から体液が漏出）、神経原性ショック（交感神経の機能が低下して末梢血管が拡張）に大きく分けられる。このほか、アレルギーの一種のアナフィラキシーショックもある。

## 心不全
●心臓のポンプ機能が低下することによって、末梢組織が必要とする血液を送り出せなくなることを心不全という。
●心臓への負荷としては容量負荷（前負荷。心室中隔欠損や大動脈弁閉鎖不全、僧帽弁閉鎖不全などにより、心室に流入する血液が増えすぎる）と、圧負荷（後負荷。肺動脈弁狭窄や高血圧、大動脈弁狭窄などにより血流の圧力が過剰になる）がある。
●心不全は、経過によって急性心不全と慢性心不全に分類される。
●左心不全は左心室の異常から肺循環系にうっ血が引き起こされ、肺水腫などが起こる。右心不全は右心室の異常から体循環系がうっ血する。

7章●循環障害——血の巡りの不調

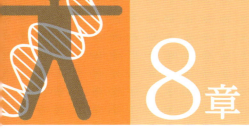

# 8章

## 先天異常──遺伝子や染色体の異常

遺伝子の構造と機能 …………………………………… 174
常染色体顕性遺伝性疾患 ……………………………… 178
常染色体潜性遺伝性疾患 ……………………………… 180
伴性遺伝性疾患 ………………………………………… 182
染色体異常症 …………………………………………… 184
多因子遺伝性疾患 ……………………………………… 186
非遺伝性の先天性疾患・奇形 ………………………… 189
8章のまとめ …………………………………………… 190

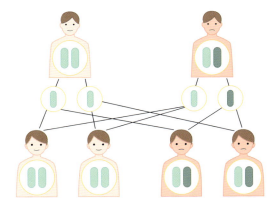

# 遺伝子の構造と機能

## ■遺伝情報を担う遺伝子

　ヒトを含むすべての生物は、DNAに書き込まれた遺伝情報にもとづいてつくられている。DNAは、A（アデニン）、T（チミン）、G（グアニン）、C（シトシン）という4種類の塩基からなり、AとT、GとCの組み合わせ（塩基配列）によって遺伝情報が記述されている。

　ヒトの全遺伝情報（ゲノム）は32億塩基対からなるが、DNA配列のなかでも、たんぱく質の設計図となる部分や生命活動にとって重要なはたらきをするDNAやRNA配列の部分を遺伝子という。ヒトには約2万個の遺伝子があり、形質（形体や性質）の発現にかかわる遺伝子が親から子へと受け継がれる（遺伝）。

## ■DNAが転写・翻訳されてたんぱく質に

　A、T、C、Gという4文字（塩基）で書き込まれた遺伝情報が、そのままたんぱく質になるわけではない。

　たんぱく質を合成するときは、まず遺伝子のDNAの二重らせんがほどかれて1本になる。その一本鎖の塩基が鋳型となって、対応する塩基を結合させたメッセンジャーRNA（mRNA）に遺伝情報が転写され、核の外に運ばれる。核外でリボソームという小胞体に運ばれたmRNAは、トランスファーRNA（tRNA）が運び込んできた3つの塩基で構成されたアミノ酸と対応して結合する。そしてアミノ酸が多数連なってたんぱく質が合成される（翻訳）。このように遺伝子からたんぱく質が合成される一連の流れをセントラルドグマという。

　遺伝子からたんぱく質やRNAがつくられる遺伝子発現には、セントラルドグマに加えて、遺伝子発現を調節する転写因子とよばれるたんぱく質との結合や、mRNAに不必要な部分（イントロン）を切り取って必要な部分（エクソン）をつなぎ直すスプライシングというプロセスも影響している。また、DNAを変えずに、DNAが巻き付くヒストンにメチル化などの化学修飾が起こることで遺伝子発現が変化する。このような後天的修飾をエピゲノムという。

　近年では、エピゲノムの影響（エピジェネティクス）が、脳神経にかかわる疾患やがんの発症にもかかわることがわかってきている。

## 図8-1 DNAの複製とたんぱく質の合成

[DNAの複製]

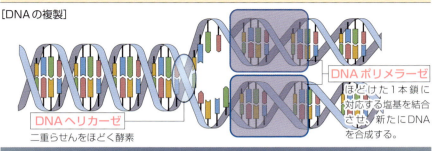

**DNAポリメラーゼ**
ほどけた1本鎖に対応する塩基を結合させ、新たにDNAを合成する。

**DNAヘリカーゼ**
二重らせんをほどく酵素

[たんぱく質の合成]
DNAは、自らの複製をつくるほか、たんぱく質を合成する際にも必要となる。たんぱく質は、核の外にあるリボソームという小器官で合成される。

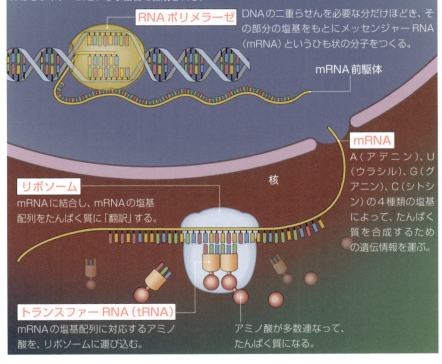

**RNAポリメラーゼ**
DNAの二重らせんを必要な分だけほどき、その部分の塩基をもとにメッセンジャーRNA（mRNA）というひも状の分子をつくる。

mRNA前駆体

**mRNA**
A（アデニン）、U（ウラシル）、G（グアニン）、C（シトシン）の4種類の塩基によって、たんぱく質を合成するための遺伝情報を運ぶ。

核

**リボソーム**
mRNAに結合し、mRNAの塩基配列をたんぱく質に「翻訳」する。

**トランスファーRNA (tRNA)**
mRNAの塩基配列に対応するアミノ酸を、リボソームに運び込む。

アミノ酸が多数連なって、たんぱく質になる。

● セントラルドグマ

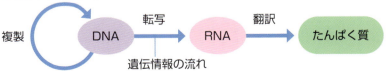

※ 1970年代に、RNAからDNAへの逆転写も起こることが発見され、情報の流れは一方向ではないことが判明している。

## ■メンデルの法則

　修道士だったメンデルは、8年間にわたって修道院の庭でエンドウを育てながら交雑実験を繰り返し、種子の色やしわの有無、茎の長さなどの表現型について研究した。その結果、種子の色が白いものと黄色いもの、種子のしわの有無のように、エンドウの表現型には対立する形質があることがわかった。また、対立形質を持つ両親から生まれた子の形質には、現れるもの（顕性、優性）と現れないもの（潜性、劣性）とがあり（顕性の法則あるいは優性の法則）、顕性形質のエンドウを自家受粉させてできた次世代（孫）エンドウでは顕性と潜性の形質が再び分離して現れる（分離の法則）。さらに、2対以上の異なる形質で見てみると、1つの対立形質がそれぞれ独立して遺伝する（独立の法則）。

### 図8-2 顕性の法則（優性の法則）、分離の法則

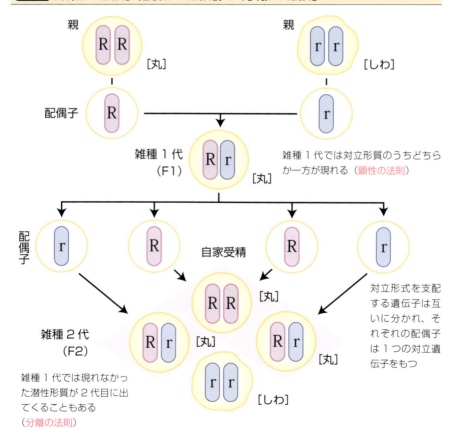

## ■単一遺伝子疾患（メンデル遺伝病）

　メンデルの法則は染色体上の1つの遺伝子で形質が決まる場合に成立するが、そのような単一遺伝子の突然変異によって発症する疾患を**単一遺伝子疾患**（メンデル遺伝病）という。単一遺伝子疾患は、遺伝性、家族性となる。疾患の種類はかなり多く、それぞれの発症頻度は低く患者数は多くないが、ヨーロッパにおける遺伝性ヘモクロマトーシスのように高頻度で起きる疾患もある（日本での発症はきわめてまれ）。

### 図8-3 独立の法則

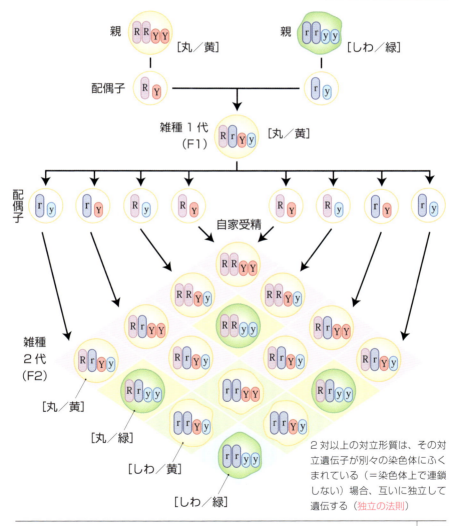

2対以上の対立形質は、その対立遺伝子が別々の染色体にふくまれている（＝染色体上で連鎖しない）場合、互いに独立して遺伝する（**独立の法則**）

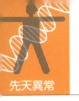

# 常染色体顕性遺伝性疾患

先天異常

## ■両親のうち一方に変異

ヒトには性染色体を除く常染色体が22対（44本）あり、両親のうち一方の常染色体の遺伝子に異常がある場合は常染色体顕性遺伝性疾患となる。常染色体顕性遺伝性疾患は顕性（優性）遺伝子の表現型（疾患）として現れるため、男女ともに理論上は50％の確率で疾患が受け継がれる。

常染色体顕性遺伝性疾患は2000種類以上あるといわれており、親から子へ遺伝して発症する確率は高いが、症状の程度や現れ方は疾患によって異なる。

常染色体顕性遺伝性疾患の患者のなかには、両親ともに健常、または症状が現れていないことがある。このようなケースは、受精する前の卵子や精子の段階で遺伝子に突然変異が起きて発症している。そのため同じ両親から生まれた兄弟姉妹が疾患を発症するリスクはない。一方で成人してから発症し、それまでは症状が現れないハンチントン病のような疾患もある。

### 図8-4 常染色体顕性遺伝のしくみ

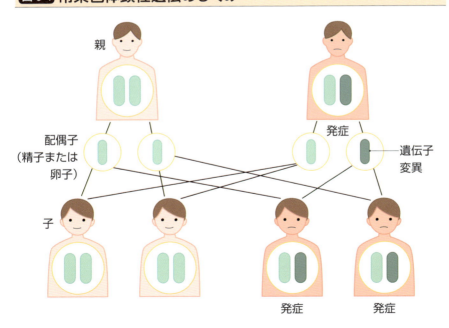

## ●代表的な常染色体顕性遺伝性疾患

| 疾患 | 有病率 | 概要 |
|---|---|---|
| 家族性高コレステロール血症 | 1/100万（ホモ接合体患者） | 血中LDLコレステロールが高値になり若年で動脈硬化が進む |
| 家族性大腸ポリポーシス（FAP） | 1/17000 | 大腸ポリープが数百〜数千個発生して大腸がんになる |
| マルファン症候群 | 1/5000 | 骨格、目、肺、皮膚など全身の結合組織が脆弱になる |
| ハンチントン病 | 1/10万 | 舞踏運動を中心とした不随意運動、精神症状 |
| 多発性囊胞腎（ADPKD） | 1/4000 | 両腎臓に多数の囊胞が発生することで腎不全が進む |
| 遺伝性球状赤血球症 | 1/5万〜10万 | 赤血球破壊による貧血、黄疸、脾腫 |
| 神経線維腫症1型（レックリングハウゼン病） | 1/3000 | カフェオレ斑、神経線維腫、皮膚や骨、目の病変 |
| 網膜芽細胞種 | 1/17000 | 乳幼児期に発症する網膜の悪性腫瘍 |
| 網膜色素変性 | 1/4000〜8000 | 視細胞が傷害を受けて暗いところが見えにくくなる |

## ●家族性大腸ポリポーシス

大腸には数百から数万個のポリープが発生する。ポリープが発生し始めるのは10歳前後で、以降は時間の経過とともに数と大きさが増大し、このポリープから大腸がんが発生する。15歳前後から大腸がんの発生が見られ、40歳では50%、60歳ではほぼ100%の患者に大腸がんが発生する。

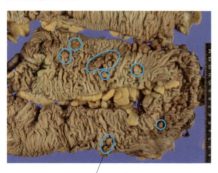

数mm大のポリープが多数見られる。

## ●多発性囊胞腎（のうほう）

左右両方の腎臓に多数の囊胞が形成される疾患。囊胞が次第に大きくなるのにともない、腎臓の実質が減少し、機能が低下する。

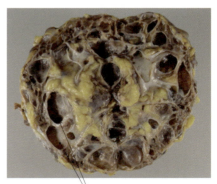

多発する囊胞

先天異常

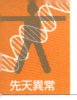

# 常染色体潜性遺伝性疾患

## ■両親2人ともが保因者

　常染色体潜性遺伝性疾患は、両親の両方が常染色体の遺伝子に異常をもっている保因者であるときに、潜性（劣性）遺伝子の表現型として現れる。1つの遺伝子異常の保因者である両親は発症しないが、保因者の両親から生まれた子は男女ともに25％の確率で発症する。4人の兄弟姉妹の場合は、4人のうち1人が発症することになる。

　片方の親が保因者でもう片方の親が保因者でない場合、その子には疾患が現れないが、遺伝子異常を受け継ぐ保因者となる確率は50％で、その子孫に疾患が遺伝する可能性はある。

　常染色体潜性遺伝性疾患は600種類以上あるといわれており、常染色体顕性遺伝性疾患よりも症状の現れ方が一定で、若年で発症することが多い。また、酵素欠損症が見られる疾患が多いが、酵素不活性でも代謝メカニズムがはたらくようになっている。

### 図8-5　常染色体潜性遺伝のしくみ

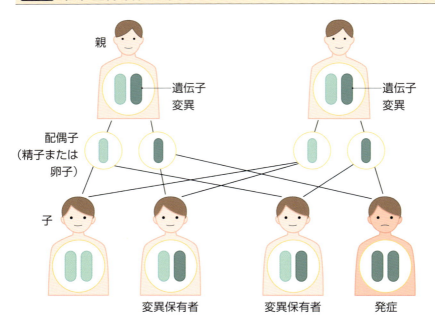

## ●代表的な常染色体潜性遺伝性疾患

| 疾患 | 有病率 | 概要 |
| --- | --- | --- |
| フェニルケトン尿症 | 1/7〜8万 | フェニルアラニンというアミノ酸が蓄積し脳発達障害をきたす |
| 嚢胞性線維症 | 1/60万（日本人） | 気道や腸管の粘液の粘度が高くなり、管腔を閉塞する |
| ライソゾーム病 | 1/7000 | リソソーム内に脂質などが蓄積して肝臓肥大や骨変形が生じる |
| ウィルソン病 | 1/3万〜4万 | 摂取した銅が排出されず、肝臓や脳に蓄積されて障害を起こす |
| 糖原病Ⅰ型 | 1/10万 | 肝臓や腸管にグリコーゲンが蓄積し、低血糖や肝腫大が起きる |
| 鎌状赤血球症 | 1/365（米国黒人） | 日本人にはいない。ヘモグロビンの異常で血流に異常が生じる |
| ムコ多糖症 | 1/5万（Ⅱ型） | ムコ多糖類が蓄積して発症。型によって発症時期や症状が異なる |
| フリードライヒ失調症 | 1/25000（イタリア） | 脊髄小脳変性症のひとつで、欧米でよく見られる運動失調症 |
| テイ・サックス病 | 1/8万〜10万 | 生後6か月ごろから発達遅延、視覚・聴覚障害などが現れる |

## ●ムコ多糖症Ⅰ型

ムコ多糖という細胞外基質を分解する酵素が欠損することにより、細胞内外にムコ多糖が蓄積する疾患。下の画像は大動脈弁。

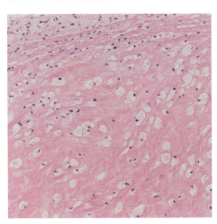

PAS染色により間質に蓄積した多糖類がピンク色に染色されている。

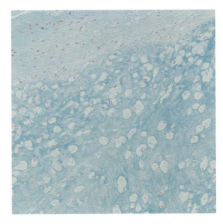

アルシアン青染色により間質に蓄積した多糖類が青く染色されている。

先天異常

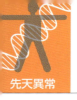

# 伴性遺伝性疾患

先天異常

## ■性染色体の遺伝子に変異

　女性はXX、男性はXYという組合せの性染色体をもっている。性染色体のうちどちらかの染色体の遺伝子に突然変異が起きて表現型として現れる疾患を、伴性遺伝性疾患という。男性だけがもつY染色体性が男児にのみ伝わる遺伝性疾患もあるが、ほとんどはX染色体による潜性のX連鎖遺伝性疾患である。

　女性はX染色体を2本もっており、両親ともに保因者の場合にのみ発症するため、女性がこれらの疾患にかかるのはまれである。一方で、男性がX染色体に変異をもつ遺伝子を受け継ぐと必ず発症することになる。

　X連鎖遺伝性疾患としてよく知られているのは血友病である。血友病保因者だった19世紀の英国王朝のヴィクトリア女王から4人の王子にも遺伝し（発病したのはレオポルト王子のみ）、ロシア、スペイン、ドイツの王室に伝わり、帝政ロシアのアレクセイ皇太子も血友病を発病したことから「王家の病気」ともいわれる。

### 図8-6 伴性遺伝のしくみ

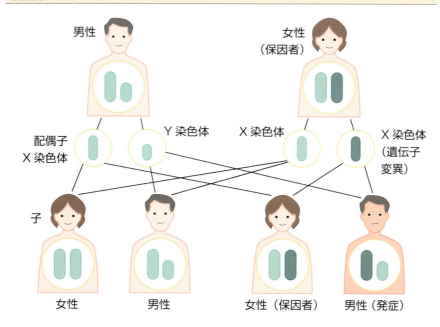

## ●代表的な伴性遺伝性疾患

| 疾患 | 有病率 | 概要 |
|---|---|---|
| 血友病 | 1/男児1万 | 凝固因子が少なく、出血すると血が止まらなくなる |
| デュシェンヌ型／ベッカー型筋ジストロフィー | 1.5/男児10万（ベッカー型） | ジストロフィン遺伝子の変異により筋力が徐々に低下する |
| レッシュ・ナイハン症候群 | 1/男児10万 | HPRT1遺伝子の変異により尿酸が過剰に蓄積する |
| ファブリー病 | 1/7000（日本） | ライソゾーム病のひとつで、乳幼児では皮膚や神経に症状が出る |
| 腎性尿崩症 | 1/男児15万（カナダ） | 抗利尿ホルモンへの反応が弱いため大量の尿が体内に溜まる |
| G6PD欠損症 | 約0.1%（日本人） | グルコース-6-リン酸脱水素酵素という赤血球の代謝にかかわる疾患 |
| ウィスコット・アルドリッチ症候群 | 日本では60例登録 | 血小板減少、湿疹、易感染性が特徴的な原発性の免疫にかかわる不全症 |
| 性腺形成不全症 | 1/7万～8.5万 | Y連鎖遺伝疾患で、男性ホルモン分泌と精子形成に障害がある |
| 無精子症 | 1/男性100 | Y染色体の遺伝子欠損により精子がつくられない（非閉塞性） |

## ●ファブリー病

細胞内リソソーム（ライソゾーム）の一種であるα-GALという酵素の欠損により、細胞内にGL-3（グロボトリアオシルセラミド）という糖脂質が分解されずに細胞に蓄積する疾患。小児では四肢の疼痛や角膜の混濁、成人すると心肥大、腎不全、脳血管障害などの症状が見られるようになる。

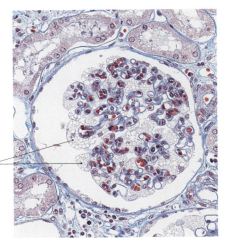

上皮細胞の泡沫様変化

ファブリー病の腎臓。糸球体上皮細胞の泡沫様変化が見られる（マッソン・トリクローム染色）

# 染色体異常症

先天異常

## ■構造の異常または数の異常

　DNA が格納されている染色体は、両親からそれぞれ 22 本ずつ子に受け継がれるが、細胞分裂のプロセスで染色体に異常が起きることが少なからずある。ただし、妊娠 3 か月までの初期に起こる流産の約 50％が染色体異常によるもので、染色体異常の胎児の多くは出生に至っていない。

　染色体異常は、数の異常と構造の異常に分けられる。数の異常としては、本来 2 本で 1 セットになっている染色体数が 1 本多いトリソミーや 1 本少ないモノソミーといった異数性の染色体異常が代表的。染色体数が両親由来の 2 セットからなる 2 倍体ではなく 3 倍体や 4 倍体になる倍数性の異常もあるが、この場合は流産となる。

　構造の異常としては、染色体の一部の欠失、切断された部分が再結合するときに逆になってしまう逆位、間違ったところにつながってしまう転座、欠失した部分がつながってしまう環状などがある。このような構造の異常は、精子と卵子が受精して細胞をつくるときの減数分裂の際に起こりやすいとされている。

### 図 8-7 染色体の構造の異常

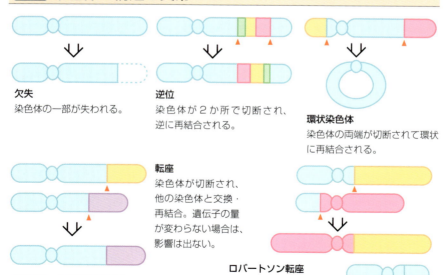

**欠失**
染色体の一部が失われる。

**逆位**
染色体が 2 か所で切断され、逆に再結合される。

**環状染色体**
染色体の両端が切断されて環状に再結合される。

**転座**
染色体が切断され、他の染色体と交換・再結合。遺伝子の量が変わらない場合は、影響は出ない。

**ロバートソン転座**
2 本の染色体が結合して、1 本の大きな染色体になる。（消失）

## ●代表的な染色体異常症

| 疾患 | おもな染色体異常 | 概要 |
|---|---|---|
| ダウン症候群 | 21トリソミー | 発育不良、精神発育障害、特異な顔貌、心奇形 |
| エドワーズ症候群 | 18トリソミー | 発育不良、精神発育障害、心奇形、小顎症、食道閉鎖 |
| パトウ症候群 | 13トリソミー | 中枢神経系や顔面の奇形、小頭症、口唇口蓋裂、小眼球症 |
| ターナー症候群 | X染色体の欠失 | 性腺発育不全、翼状頸、外反肘、低身長 |
| クラインフェルター症候群 | X染色体の過剰 | 長身、なで肩、長い手足、女性化乳房、小陰茎、無精子症 |
| 5p欠失症候群（猫鳴き症候群） | 第5染色体短腕の部分欠失 | 子猫の鳴き声のような啼泣、精神運動発達遅延、特異な顔貌 |
| ディジョージ症候群 | 第22染色体長腕の部分欠失 | 胸腺低形成による免疫不全、特異な顔貌、先天性心疾患 |

### 図8-8 トリソミー・モノソミーが発生するしくみ

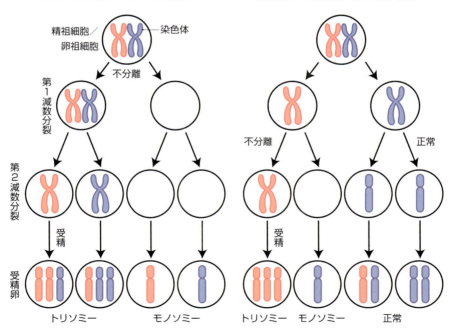

配偶子（精子／卵子）が減数分裂する際に分離がうまくいかず、染色体の数に過不足が生じる。

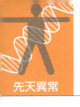

# 多因子遺伝性疾患

先天異常

## ■複数の遺伝子＋環境要因

　特定の遺伝子や染色体の異常が遺伝することで現れる遺伝疾患もあるが、ヒトの遺伝形質のほとんどは複数の遺伝子の影響を受けている。それらの遺伝子の発現は環境因子も影響しており、多因子遺伝性疾患とよばれる疾患は複数の遺伝子の変異と環境因子の相互関係により現れる。単一遺伝疾患のように表現型がそのまま引き継がれるのではなく、病気のかかりやすさが遺伝する。

　環境因子としては、食事、運動、生活習慣のほか、妊娠中の母親の飲酒や喫煙など母胎の環境などもある。

　多因子遺伝性疾患は、関連遺伝子の異常が一定数（しきい値）以上になると発症するが、環境因子が加わることで、異常遺伝子の数がそれより少なくても発症する。つまり、多因子遺伝性疾患の発症は、異常遺伝子と環境因子の総和によるもので、異常遺伝子のしきい値は環境因子次第で変化する。

　生活習慣病の多くは複数の遺伝子と環境因子により引き起こされる多因子遺伝性疾患で、食事や生活習慣、ストレスなどが発症にかかわることが知られている。たとえば2型糖尿病では、インスリン分泌を調節する遺伝子、筋肉や脂肪の分化にかかわる遺伝子など、50以上の関連遺伝子領域が見つかっている。しかし、これらの遺伝子だけが発症の原因ではなく、食事や生活習慣により発症を防いだり症状を緩和することが可能になる。

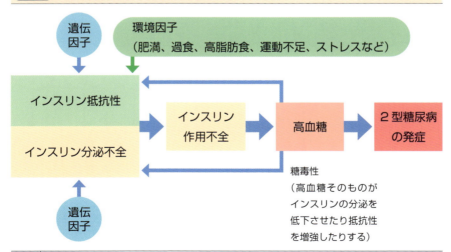

図8-9　2型糖尿病の遺伝因子と環境因子

## ●代表的な多因子遺伝性疾患

| 疾患 | 有病率 | 概要 |
|---|---|---|
| 高血圧症 | 男性60.0%<br>女性44.6% | 高血圧症の約9割が遺伝的因子と環境因子からなる本態性高血圧症 |
| 糖尿病 | 男性19.7%<br>女性10.8%（2019年） | 複数の遺伝的因子に加えて、肥満や運動不足などの環境因子が影響する |
| 動脈硬化症 | 動脈硬化による死亡は5人に1人 | 脂質代謝やリポたんぱく代謝に関する遺伝子など多数の遺伝子変異がかかわる |
| 痛風（高尿酸血症由来） | 1%（30歳以上の男性） | 親兄弟に高尿酸血症がいる場合の発症リスクは2倍になる |
| 口唇裂・口蓋裂 | 0.2% | 先天的な口の疾患で、口蓋が形成される妊娠初期の母胎の環境も影響する |
| ヒルシュスプルング病 | 出生5000あたり1人 | 大腸の腸管壁の神経節細胞が先天的に欠損しているため、蠕動運動が起こらない |

## ●ヒルシュスプルング病

腸壁無神経節症ともよばれ、大腸腸管壁の肛門側の区域で神経節細胞が欠損するため、蠕動運動が起こらず、腸管が狭窄する。

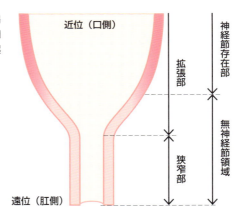

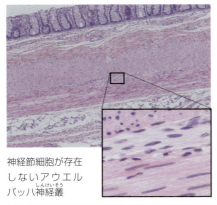

神経節細胞が存在しないアウエルバッハ神経叢

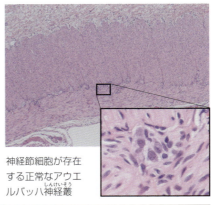

神経節細胞が存在する正常なアウエルバッハ神経叢

先天異常

## ■先天性心疾患の種類

　生まれつき心臓に何らかの異常のある先天性心疾患は多因子遺伝性疾患のひとつで、100人に1人の割合で起こる。先天性心疾患は、皮膚や粘膜が青紫色になるチアノーゼ性心疾患と、外見ではわからず大人になってから心電図検査などで見つかる非チアノーゼ性心疾患とに分類され、非チアノーゼ性心疾患が60〜70%を占める。

### ●非チアノーゼ性心疾患

**心室中隔欠損症**　心臓の血液を送り出す心室の左右を隔てている壁に穴があいている。

**心房中隔欠損症**　心臓内の血液を受け取る心房の左右を隔てている壁に穴があいている。

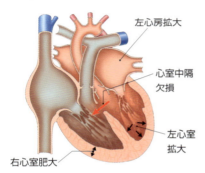
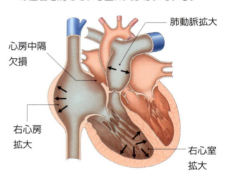

その他の非チアノーゼ性心疾患
**房室中隔欠損症**　心房と心室を隔てている壁に穴があいている。
**動脈管開存症**　胎児期はあいている大動脈と肺動脈をつなぐ動脈管が出生後も開存している。

### ●チアノーゼ性心疾患

**ファロー四徴症**　心室中隔欠損、肺動脈狭窄、大動脈騎乗、右心室肥大の4つの特徴をもつ。

**大血管転位症**　左右の心室が入れ替わり、右心室から大動脈、左心室から肺動脈が出ている。

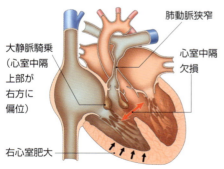
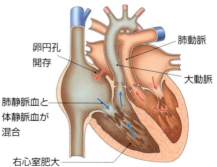

その他のチアノーゼ性心疾患
**三尖弁閉鎖症**　右心室の入口弁である三尖弁が閉鎖して右心房と右心室の血流がない。
**肺動脈閉鎖症**　肺動脈弁およびその上下で肺動脈が閉鎖している。

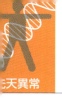

# 非遺伝性の先天性疾患・奇形

## ■発生段階での影響による疾患

　先天性疾患や先天性奇形のなかには、親から受け継いだ遺伝によるものではない、非遺伝性のものがある。その場合の原因としては、妊娠中の発生段階における感染症や化学物質暴露、母体の病的状態などがある。

　妊娠初期に母体が感染することで発症する先天性風疹症候群では、生まれてきた子の50％に動脈管開存や肺動脈狭窄などの先天性心疾患が現れ、感音性難聴、先天性白内障などの症状もきたす。先述した先天性心疾患とは異なり、この場合の心疾患は遺伝しない。

　また、妊娠中に暴露した化学物質や放射線の影響により、肉眼でわかる形態上の異常（奇形）をもって生まれてくることもある。

### ●代表的な非遺伝性先天性疾患

|  | 原因 | 疾患 |
| --- | --- | --- |
| 感染症 | 風疹ウイルス | 先天性風疹症候群 |
|  | サイトメガロウイルス | 先天性サイトメガロウイルス感染症 |
|  | トキソプラズマ | 先天性トキソプラズマ感染症 |
| 物理的・化学的因子 | 放射線 | 発育遅延、精神遅滞、悪性腫瘍 |
|  | アルコール | 胎児性アルコール症候群 |
|  | サリドマイド | 四肢奇形（アザラシ肢症） |
|  | ホルモン剤 | 先天性心臓奇形、四肢欠損症 |
| 母体の病的状態 | 糖尿病 | 先天奇形 |
|  | 高血圧症 | 胎児発育不全、低出生体重児 |
|  | フェニルケトン尿症 | 小頭症、先天性心臓奇形 |

## 8 章のまとめ

### 遺伝子の構造と機能

●ヒトを含むすべての生物は、DNAに書き込まれた遺伝情報にもとづいてつくられている。DNAは、A（アデニン）、T（チミン）、G（グアニン）、C（シトシン）という4種類の塩基からなり、AとT、GとCの組み合わせ（塩基配列）によって遺伝情報が記述されている。

●ヒトには約2万個の遺伝子があり、形質（形体や性質）の発現にかかわる遺伝子が親から子へと受け継がれる（遺伝）。

●たんぱく質を合成するときは、まず遺伝子のDNAの二重らせんがほどかれ、一本鎖になった塩基が鋳型となり、対応する塩基を結合させたメッセンジャー RNA（mRNA）に遺伝情報が転写され、核の外に運ばれる。核外でリボソームという小胞体に運ばれたmRNAは、トランスファー RNA（tRNA）が運び込んできた3つの塩基で構成されたアミノ酸と対応して結合する。そしてアミノ酸が多数連なってたんぱく質が合成される（翻訳）。

●遺伝子からたんぱく質が合成される一連の流れをセントラルドグマという。

●遺伝子の発現には、セントラルドグマに加えて、転写因子との結合、mRNAに不必要な部分（イントロン）を切り取って必要な部分（エクソン）をつなぎ直すスプライシングというプロセスも影響している。

●DNAが巻き付くヒストンにメチル化などの化学修飾が起こることでも遺伝子発現が変化する。このような後天的修飾をエピゲノムという。

●メンデルの法則とは、遺伝についての以下の3つの法則である。

①顕性（優性）の法則：対立形質を持つ両親から生まれた子の形質には、現れるもの（顕性、優性）と現れないもの（潜性、劣性）とがある。

②分離の法則：顕性形質のエンドウを自家受粉させてできた次世代（孫）エンドウでは、顕性と潜性の形質が再び分離して現れる。

③独立の法則：2対以上の異なる形質においては、その対立遺伝子が別々の染色体にふくまれている（＝染色体上で連鎖しない）場合、1つの対立形質がそれぞれ独立して遺伝する。

●単一遺伝子の突然変異によって発症する疾患を単一遺伝子疾患（メンデル遺伝病）という。単一遺伝子疾患は、遺伝性、家族性となる。

## 常染色体顕性遺伝性疾患

● 両親のうち一方の常染色体の遺伝子に異常がある場合は常染色体顕性遺伝性疾患となる。常染色体顕性遺伝性疾患は顕性（優性）遺伝子の表現型（疾患）として現れるため、男女ともに理論上は50％の確率で疾患が受け継がれる。

● 常染色体顕性遺伝性疾患は2000種類以上あるといわれており、親から子へ遺伝して発症する確率は高い。家族性大腸ポリポーシス、マルファン症候群、多発性嚢胞腎、神経線維腫症1型（レックリングハウゼン病）、網膜色素変性などが代表的。

● 常染色体顕性遺伝性疾患の患者のなかには、両親ともに健常、または症状が現れていないことがある。このようなケースは、受精する前の卵子や精子の段階で遺伝子に突然変異が起きて発症している。

## 常染色体潜性遺伝性疾患

● 常染色体潜性遺伝性疾患は、両親の両方が常染色体の遺伝子に異常をもっている保因者であるときに、潜性（劣性）遺伝子の表現型として現れる。保因者の両親から生まれた子は男女ともに25％の確率で発症する。

● 片方の親が保因者で、もう片方の親が保因者でない場合、その子には疾患が現れないが、遺伝子異常を受け継ぐ保因者となる確率は50％で、子孫に疾患が遺伝する可能性はある。

● 常染色体潜性遺伝性疾患は600種類以上あるといわれており、常染色体顕性遺伝性疾患よりも症状の現れ方が一定で、若年で発症することが多い。ライソゾーム病、ウィルソン病、フェニルケトン尿症、ムコ多糖症、テイ・サックス病などが代表的。

## 伴性遺伝性疾患

● 性染色体のうち、どちらかの染色体の遺伝子に突然変異が起きて表現型として現れる疾患を伴性遺伝性疾患という。ほとんどはX染色体による潜性のX連鎖遺伝性疾患。

● 女性はX染色体を2本もっているため、伴性遺伝性疾患を発症することはまれである。一方で、男性がX染色体に変異をもつ遺伝子を受け継ぐと必ず発症することになる。

● 血友病、ファブリー病、筋ジストロフィーなどが代表的。

## 染色体異常症

●染色体異常は、数の異常と構造の異常に分けられる。数の異常としては、本来2本で1セットになっている染色体数が1本多いトリソミーや1本少ないモノソミーといった異数性の染色体異常が代表的。

●構造の異常としては、染色体の一部の欠失、切断された部分が再結合するときに逆になってしまう逆位、間違ったところにつながってしまう転座、欠失した部分がつながってしまう環状などがある。

●トリソミーが起きる染色体の番号によって、21トリソミー（ダウン症候群）、18トリソミー（エドワーズ症候群）、13トリソミー（パトウ症候群）とよばれる。

●X染色体に関係する異常症としては、ターナー症候群（X染色体の欠失）、クラインフェルター症候群（X染色体の過剰）などがある。

## 多因子遺伝性疾患

●多因子遺伝性疾患とよばれる疾患は、複数の遺伝子の変異と環境因子の相互関係により現れる。環境因子としては、食事、運動、生活習慣のほか、妊娠中の母親の飲酒や喫煙など、母胎の環境などもある。

●多因子遺伝性疾患の発症は、異常遺伝子と環境因子の総和によるものである。関連遺伝子の異常が一定数（しきい値）以上になると発症するが、環境因子が加わることで、異常遺伝子の数がそれより少なくても発症する。高血圧症、2型糖尿病、動脈硬化症、痛風などが代表的。

●生活習慣病の多くは複数の遺伝子と、環境因子（食事や生活習慣、ストレスなど）により引き起こされる。

●先天性心疾患は多因子遺伝性疾患のひとつで、100人に1人の割合で起こる。先天性心疾患は、皮膚や粘膜が青紫色になるチアノーゼ性心疾患と、外見ではわからず大人になってから心電図検査などで見つかる非チアノーゼ性心疾患とに分類され、非チアノーゼ性心疾患が60～70%を占める。

## 非遺伝性の先天性疾患・奇形

●非遺伝性の先天性疾患や先天性奇形の原因としては、妊娠中の発生段階における感染症（風疹、サイトメガロウイルス、トキソプラズマなど）や化学物質暴露（放射線、アルコール、ホルモン剤など）、母体の病的状態（糖尿病、高血圧症）などがある。

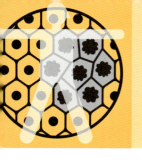

# 9章

## 腫瘍──病理学最大のターゲット

- がんとは何か……………………………………194
  - コラム●肉芽腫は腫瘍？ ………………… 199
- がんの原因 ……………………………………… 200
- がんが発生するメカニズム …………………… 202
- がんの進行 ……………………………………… 206
  - コラム●がんが転移しやすい臓器 …………… 209
- がんの病理組織診断 …………………………… 210
  - コラム●腫瘍と炎症の違い ………………… 213
  - コラム●ICD-Oによる分類 ………………… 219
- がんゲノム医療………………………………… 223
- AIによるがん診断 ……………………………… 224
- 9章のまとめ …………………………………… 226

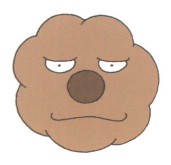

腫瘍

# がんとは何か

## ■「がん」と「癌」と「腫瘍」と「悪性新生物」

　厚生労働省が発表した「令和4年（2022年）人口動態統計月報年計」によれば、この年に亡くなった人の死因第1位は「悪性新生物（腫瘍）」で、全死亡者数の24.6%にあたる。第2位の心疾患の14.8%より10%以上も高い数字となっている。この統計では悪性新生物（腫瘍）となっているが、がんに関する名称はいくつかあり、それぞれ微妙に定義が異なる。

　正常な細胞は遺伝子のはたらきにより増殖がコントロールされているが、遺伝子に傷がつき、変異が起きた細胞が自律的かつ無秩序に増え続けてかたまりを形成したものを「腫瘍」とよぶ。腫瘍のうち、浸潤や転移によって全身に広がる悪性腫瘍全般を「がん」とよぶ。また、がんの漢字表記である「癌」は上皮から発生する腫瘍に対して使う言葉で、非上皮から発生する腫瘍は「肉腫」とよぶ。

　これらのことを踏まえて、悪性腫瘍の総称として「がん」を使う場合もある。がんと同じ意味で使われる「悪性新生物」は、正常な細胞の分化・増殖と逸脱した増え方をする"新生物"を意味する。

　がんは、発生臓器ごとの解剖学的分類、発生母地による組織型分類など、さまざまな分類方法がある。

### 図9-1 おもな上皮組織

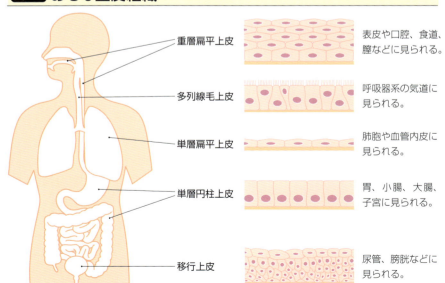

| 上皮組織 | 見られる部位 |
|---|---|
| 重層扁平上皮 | 表皮や口腔、食道、腟などに見られる。 |
| 多列線毛上皮 | 呼吸器系の気道に見られる。 |
| 単層扁平上皮 | 肺胞や血管内皮に見られる。 |
| 単層円柱上皮 | 胃、小腸、大腸、子宮に見られる。 |
| 移行上皮 | 尿管、膀胱などに見られる。 |

● 発生母地による腫瘍の分類

上皮性腫瘍 ─ 良性
　　　　　 ─ 悪性（＝癌） ← 悪性腫瘍＝がん
非上皮性腫瘍 ─ 良性
　　　　　　 ─ 悪性（＝肉腫）

### 図9-2 悪性腫瘍の特徴

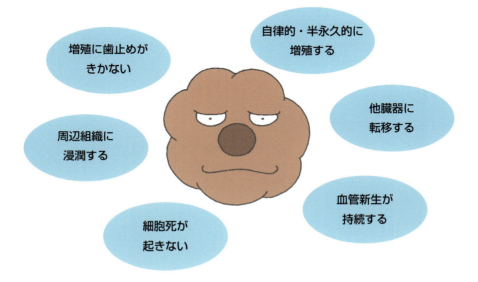

- 増殖に歯止めがきかない
- 自律的・半永久的に増殖する
- 周辺組織に浸潤する
- 他臓器に転移する
- 細胞死が起きない
- 血管新生が持続する

## ■ 増殖を制御できなくなる悪性腫瘍

　正常な細胞は、遺伝子のはたらきによって、増殖と増殖抑制がされている。また、必要なくなった細胞や他の細胞に害を及ぼすようになった細胞については、アポトーシス（→ p.37）という細胞死によって排除する機能が備わっている。

　がん細胞は、増殖や増殖抑制にかかわる遺伝子に傷がつき（遺伝子異常）、アポトーシスも起きない。そのため増殖因子やホルモンがなくても無秩序かつ半永久的に増え続けて、歯止めがきかなくなった状態にある。

　また、正常細胞は足場（細胞外基質）を失うと増殖できなくなるが、がん細胞は足場がなくても増殖できる。加えて、がん細胞の周囲には新たな血管が作られて栄養を供給し、増殖を続けるという特徴をもつ。

　そうして無秩序に増え続けたがん細胞は、周囲に染みこむように浸潤したり、血管やリンパ管に入り込んで離れた場所の臓器に転移したりする。

## ■良性腫瘍と悪性腫瘍の違い

　細胞が自律的かつ無秩序に増え続けてかたまりを形成する「腫瘍」のなかでも、浸潤や転移を起こして次第に全身に広がり生命に影響を及ぼすものを「悪性腫瘍」としている。

　一方、同じように増殖した腫瘍でも浸潤や転移を起こすことがなく、周囲の組織に浸潤することなく徐々に大きくなっていく腫瘍を「良性腫瘍」としている。良性腫瘍は腫瘍の増大にともなう圧迫などにより症状を呈することがあるものの、生命に影響することはまれであり、経過観察になることが多い。腫瘍のできた場所や大きさ、経過などに応じて、腫瘍を切除する手術を行う。完全に切り取ってしまった良性腫瘍は、通常再発することはない。

### ●良性腫瘍と悪性腫瘍（臨床的比較）

|  | 良性腫瘍 | 悪性腫瘍 |
| --- | --- | --- |
| 増殖の仕方 | 膨張性 | 浸潤性 |
| 増殖速度 | 遅い | 速い |
| 周囲との境界 | 明瞭 | 不明瞭 |
| 転移 | なし | あり |
| 再発 | 少ない | 多い |
| 全身への影響 | 少ない | 多い |
| 予後 | 良好 | 不良 |

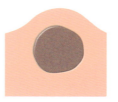 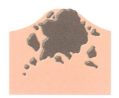

### ●良性腫瘍と悪性腫瘍（組織学的所見）

|  | 良性腫瘍 | 悪性腫瘍 |
| --- | --- | --- |
| 異型性 | 軽度 | 高度 |
| 核分裂像 | 少ない | 多い |
| 出血・壊死 | まれ | 多い |
| 予後 | 良好 | 不良 |

## ●良性腫瘍の特徴
### 肉眼所見

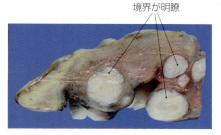

平滑筋腫。周囲の健常な組織との境界がはっきりしており、被膜に覆われることも多い。色調は均一である。

### 組織所見

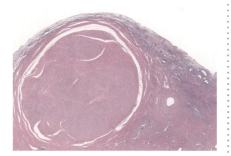

周囲の組織との境界が明瞭

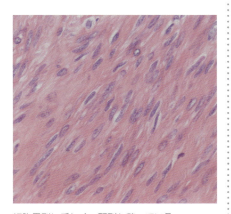

細胞異型に乏しく、配列も整っている。

## ●悪性腫瘍の特徴
### 肉眼所見

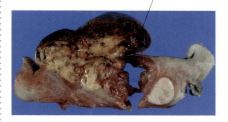

平滑筋肉腫。周囲の組織との境界が不明瞭である。

### 組織所見

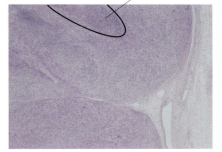

壊死した部分

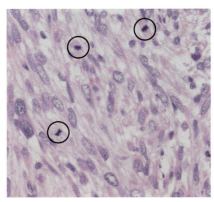

異型の目立つ細胞が乱れて配列しており、核分裂像（円内）が散見される。

## ■ 臓器ごとの分類

　がんの分類では、発生した臓器ごとの解剖学的分類がもっとも一般的である。この場合「胃がん」「肺がん」「乳がん」というように、臓器の後に「がん」をつけて命名する。がんが発生臓器とは別の臓器に転移した場合は、「転移性肝臓がん」「転移性肺がん」というように原発がんとは区別したよび方となる。また、がんが発生した臓器や組織（原発巣）がわからない場合は、原発不明がんとよばれる。

## ■ 組織学的分類

　腫瘍が疑われる場合、上皮性か非上皮性か、良性か悪性かなどを見極め、その組織型を判断する。

　上皮性腫瘍では腫瘍細胞が結合性を有する（細胞どうしが集合してかたまりを形成する）のが特徴。組織学的分類では、粘液などを分泌する腺細胞由来の腺がんと、何層にも重なって組織を覆う重層扁平上皮由来の扁平上皮がんの2種類に分かれる。

　非上皮性腫瘍（肉腫）は細胞どうしの結合に乏しく、個々の細胞がばらばらに増殖するのが特徴で、全身のあらゆる部位に存在する骨や脂肪、血管などの非上皮組織が発生母地となりうる。また、上皮性と非上皮性の両方が混在する組織から発生する混合性も存在する。

### ● がんの組織学的分類

| | 発生する細胞 | 悪性腫瘍 |
|---|---|---|
| 上皮性 | 腺上皮 | 腺がん（胃がん、大腸腺がん、子宮体がん、肝臓がん、膵臓がん、乳がん） |
| | 重層扁平上皮 | 扁平上皮がん（肺がん、食道がん、子宮頸がん、皮膚がん） |
| | 移行上皮 | 尿路上皮がん |
| 非上皮性 | 線維組織 | 線維肉腫 |
| | 骨・軟骨 | 骨肉腫、軟骨肉腫 |
| | 脂肪 | 脂肪肉腫 |
| | 平滑筋・横紋筋 | 平滑筋肉腫、横紋筋肉腫 |
| | 血管 | 血管肉腫 |
| | 血液 | 白血病 |
| 混合性 | 腺上皮・間質 | 子宮がん肉腫 |

## 図9-3 胃に発生する腫瘍

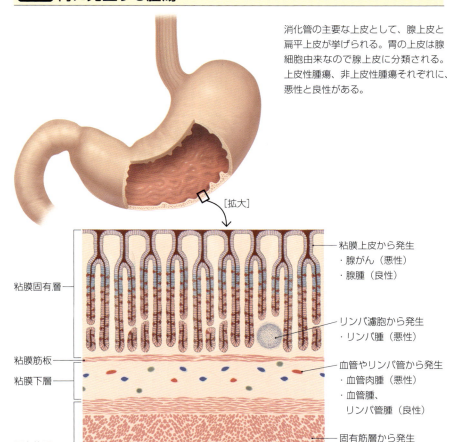

消化管の主要な上皮として、腺上皮と扁平上皮が挙げられる。胃の上皮は腺細胞由来なので腺上皮に分類される。上皮性腫瘍、非上皮性腫瘍それぞれに、悪性と良性がある。

---

### 肉芽腫は腫瘍？

　消化管にできる良性腫瘍には、乳頭腫、脂肪腫や筋腫など、名称に「腫」がついている。しかし、「腫」がついていても、腫瘍ではない病変があることも知っておく必要がある。たとえば、肉芽腫は組織球が集簇して結節を形成する特殊な炎症パターンで腫瘍ではない。また、もともとある組織内の一部の成分が増殖する過誤腫は、腫瘍と形成異常の中間的な位置づけとなる。

# がんの原因

## ■遺伝子変異を引き起こす発がん因子

　がんは、細胞増殖や増殖を制御する遺伝子に傷がつくことで発生するが、それらの遺伝子異常を引き起こす発がん因子が知られている。発がん因子には、患者自身に由来する内的因子と、外から受ける外的因子とがあり、いくつかの因子が複雑に影響し合いながらがんが発生する。

　内的因子には、生まれつきの体質（特定のがんを発症しやすい生まれつきの遺伝子異常など）のほか、年齢、性別（性ホルモンを含む）、体格、人種、免疫機能の低下などがある。一方の外的因子としては、放射線や紫外線などの物理的因子、ホルムアルデヒドやアスベストなどの化学物質、ヒトパピローマウイルス（HPV）をはじめとした感染症、食生活、喫煙、飲酒などがある。

### 図9-4 発がん因子

●外的因子

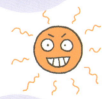

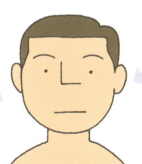

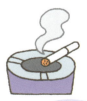

● **食物関連因子**

| リスクを下げる | リスクを上げる |
|---|---|
| ・食物繊維を含む食品（大腸癌） | ・赤肉、加工肉（大腸癌）<br>・飲酒（肝臓癌、大腸癌など）<br>・βカロテンのサプリメントの過剰摂取（肺癌）<br>・穀類やナッツ類に寄生するカビが産生するカビ毒の一種アフラトキシン（肝臓癌）<br>・飲料水中のヒ素（肺癌） |

### 図9-5 部位別予測がん罹患数（2023年）

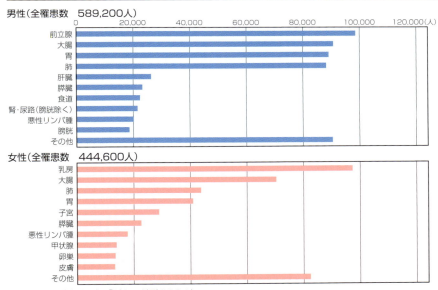

出典：がん研究振興財団「がんの統計2024」

### 図9-6 年齢階級別罹患数（2020年）

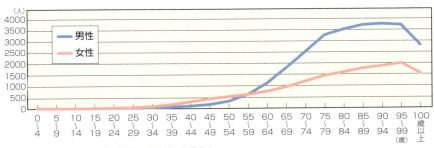

出典：厚生労働省「全国がん登録　罹患数・率報告」

# がんが発生するメカニズム

## ■発がんにかかわる遺伝子異常

　正常な細胞は細胞分裂を繰り返し、その細胞周期は厳密に制御されている（→ p.24）。細胞周期は G0 期、G1 期、S 期、G2 期、M 期という 5 つの時期からなり、次のプロセスに進行するチェックポイントにおいて、サイクリンとサイクリン依存性キナーゼ（CDK）という 2 つの細胞質内たんぱく質がはたらくことで進行・抑制をコントロールしている。

　細胞周期のチェックポイントでは、細胞増殖を促す一方で、細胞が増殖し続けないように細胞死（アポトーシス）を起こすことでバランスを保っているが、がん細胞では、しばしば細胞増殖と抑制を制御する遺伝子に異常が生じる。それによりがん細胞の増殖を刺激する増殖・成長因子（がん遺伝子）、それらの受容体、シグナル伝達因子などが活性化されて、がん細胞が異常増殖していく。あるいは、細胞が増殖しすぎないよう抑制している細胞増殖制御因子やアポトーシスを起こさせる因子（がん抑制遺伝子）の機能が抑えられて、正常なら効くはずのブレーキが効かなくなっている。

### 図9-7 がん遺伝子とがん抑制遺伝子のバランス

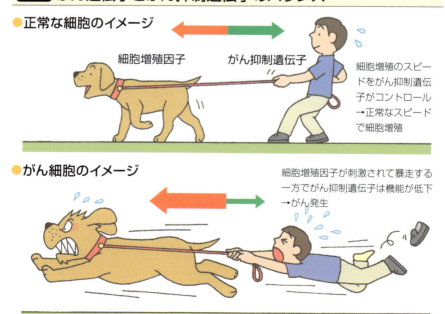

## 図9-8 正常細胞とがん細胞の細胞周期

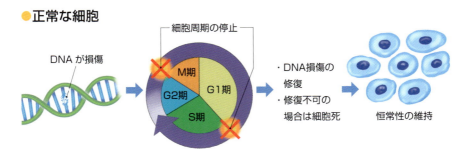

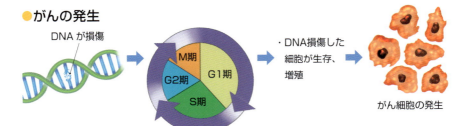

### ●代表的ながん遺伝子

| 分類 | 遺伝子 | 機能 |
|---|---|---|
| 増殖／成長因子 | EGF | 上皮成長因子 |
|  | sis | 血小板由来増殖因子B鎖 |
| 受容体（チロシンキナーゼ型） | erbB2 | 成長因子（EGF）受容体 |
|  | kit | 幹細胞因子（SCF）受容体 |
| 細胞内シグナル伝達 | abl | 細胞内刺激伝達物質 |
|  | ras | 細胞内刺激伝達物質 |
| 核内転写因子 | c-myc | 転写活性化因子 |
|  | N-myc | 転写活性化因子 |
| その他 | bcl-2 | アポトーシス抑制 |

### ●代表的ながん抑制遺伝子

| 分類 | 遺伝子 | 機能 |
|---|---|---|
| 転写因子 | TP53 | 細胞周期調節、アポトーシス誘導 |
|  | WT1 | 細胞周期、細胞分化 |
| プロモータ結合因子 | RB | 細胞周期調節（G1期） |
| シグナル伝達物質結合因子 | APC | 細胞増殖調節（$\beta$-カテニンと結合） |

## ■がんの多段階進展説

がんの発生については、二段階の遺伝子変異を経ることによりがんが発生するという「二段階発がん説」とともに、それを発展させた「多段階進展説」が提唱されている。

多段階進展説では、がんの発生をイニシエーション、プロモーション、プログレッションの3段階で説明する。イニシエーションによって遺伝子異常を起こした細胞が、プロモーションによって異常な増殖能力を得てがん化する。そしてプログレッションによって浸潤能や転移能を獲得し、さらに悪性化していく。

多段階進展説では、大腸がんの発生モデルがよく知られている。大腸がんは、正常上皮細胞から低異型度腺腫が発生し、高異型度腺腫、上皮内腺がん、浸潤性腺がんというように段階的に進展する。このプロセスの背景では、APC遺伝子の変異、KRAS遺伝子の変異、TP53遺伝子の変異へと遺伝子異常が蓄積されていく。

### 図9-9 多段階進展説による発がん

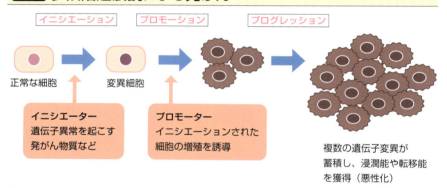

イニシエーションのみでは発がんしない。
また、プロモーションが先でイニシエーションが後の場合も発がんしない。

### ●大腸がんの多段階進展説

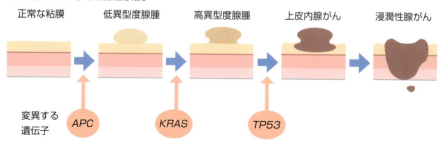

## ■ 2ヒット説

　ヒトは両親から受け継いだ2対の遺伝子（対立遺伝子）をもち、どちらか片方に異常があっても、もう一方が正常であれば問題ない。しかし、発がん物質の暴露などによりもう片方の遺伝子にも異常が起きるとがん化するという考え方を「2ヒット説」という。

　遺伝性でないがんの場合は2本とも異常がなく生まれてきて、その後2本の遺伝子に異常が生じてがん化するので、がんができるのに時間がかかる。多くのがんが高齢になるほど発症しやすいのはそのためである。しかし、変異遺伝子による遺伝性がんの場合は、一方の遺伝子に異常があって生まれてくるので、若年でがんを発症することになる。

### 図9-10 2ヒット説

●非遺伝性がんの発生

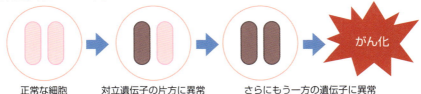

●遺伝性がんの発生

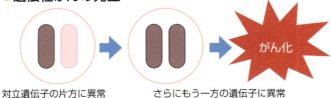

●代表的な遺伝性がん

| 疾患名 | 原因遺伝子 |
|---|---|
| 遺伝性網膜芽細胞腫 | RB |
| リ・フラウメニ症候群 | TP53 |
| 悪性黒色腫 | CDKN2A |
| 家族性大腸腺腫症、大腸がん | APC |
| 神経線維腫症 | NF1、NF2 |
| 遺伝性乳がん・卵巣がん症候群 | BRCA1、BRCA2 |
| 多発性内分泌腫瘍症 | MEN1、RET |
| 遺伝性非ポリポーシス大腸がん | MSH2、MLH1、MSH6、PMS2 |
| 基底細胞母斑症候群 | PTCH1 |

# がんの進行

## ■前がん段階を経て悪性化

　正常な細胞が悪性化（がん化）するまでには、いくつかの段階があり、潜伏期間は数年から数十年に及ぶ。

　喫煙による肺の扁平上皮化生やヘリコバクター・ピロリ感染による胃の腸上皮化生といった化生上皮細胞（→ p.32）では、異常なメチル化により腫瘍の発生リスクが上がることが知られている。また、発がん経路のなかには、がん化する手前の段階である「前がん病変（前駆病変）」を経て、がんに進展するものがある。たとえば、大腸がんの多くは、腺腫（前がん病変）を経て腺がんに進展する。

　子宮頸がんの多くは、ヒトパピローマウイルス（HPV）感染後、異形成（前がん病変）を経て扁平上皮がんへと進行する。なお、子宮頸がんの前がん病変である異形成～上皮内がんは、CIN1 ～ CIN3 の 3 段階に分類される。

### 図9-11 子宮頸がん（扁平上皮がん）進行のプロセス

正常な扁平上皮

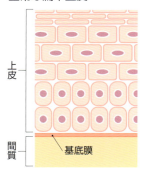

CIN1（軽度異形成）

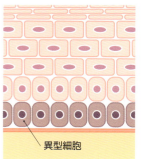

CIN2（中等度異形成）

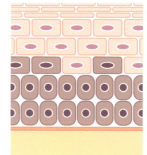

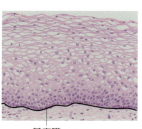

基底膜

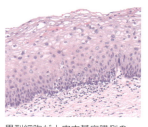

異型細胞が上皮内基底膜側の1/3 以内に認められる。

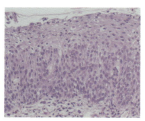

異型細胞が上皮内基底膜側の2/3 以内に認められる。

## ■早期がんと進行がん

　前がん病変からさらに一歩進んでがん化しても、増殖が広範囲に広がっていなければ予後がよく、治癒が望める。そのようなものは早期がんとよばれる。しかし、早期がんの範疇を超えて広がり、広範に進展したがんは進行がんとよばれ、治癒は難しく、予後が悪くなる。

　臨床では、がんの進行具合を客観的に示す「病期（ステージ）」が分類されている。病期を知ることで、進行具合ごとの予後、治療実績などと照らし合わせることができ、もっとも効果が高く負担の少ない治療法を選択するときの指標となる。

　病期の基準はがんの種類ごとに異なるが、国際対がん連合（UICC）による「TNM分類」がもっとも広く使われている。TNM分類は「T（tumor：腫瘍）：がんの大きさや広がり具合」「N（lymph node：リンパ節）：リンパ節転移」「M（metastasis：転移）：遠隔転移」という3つの要素を組み合わせて、0〜Ⅳ期の5段階に分類する。この分類では、0期に近いほどがんは早期の段階である一方、Ⅳ期に近いほどがんが進行していることを意味する。

### CIN3（高度異形成）

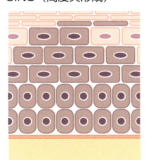

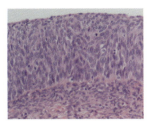

異型細胞が上皮内基底膜側の2/3以上に認められる。

### CIN3（上皮内がん）

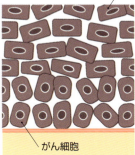

がん細胞

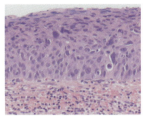

異型細胞が上皮の全層に認められるが基底膜は超えていない。

### 浸潤がん

配列の乱れ

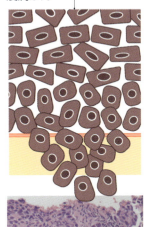

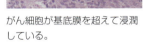

がん細胞が基底膜を超えて浸潤している。

## ■がんの浸潤、転移、播種

扁平上皮がんや腺がんなどの上皮性腫瘍では、上皮内にとどまっているものは上皮内がんとよばれる。一方、局所で発生したがん細胞が増殖し続け、上皮と間質の境界にある基底膜を超えて周囲の組織内に入り込んだ状態を浸潤という。

浸潤の程度は、どれくらい周囲の組織に深く達しているか（深達度）により規定される。たとえば胃がんでは、粘膜下層にとどまっていれば早期胃がん、固有筋層より深く浸潤していれば進行胃がんとされる。

がんが、血管やリンパ管の中に入り込んで原発巣から離れた臓器に運ばれ、離れた臓器で病巣をつくることを転移という。血管（血行性）やリンパ管（リンパ行性）に入ったがん細胞は、流れに運ばれた先で増殖する。臓器のなかでは、肺、肝臓、脳、骨への転移が多い。

一方、腹腔や胸腔などの体の中にある空間に種を蒔くようにがんが散らばることを播種という。代表的なものとしては、胃がんや大腸がん、卵巣がんなどで、がん細胞が臓器を超えて腹腔内にこぼれ出て腹膜内に広がる腹膜播種がある。

### 図9-12 がんの深達度（例：大腸がん）

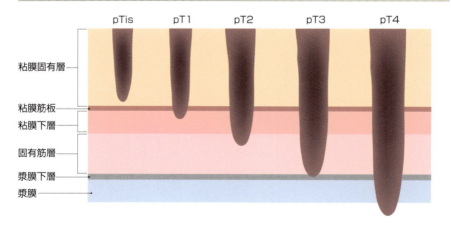

がんの病期はT（原発巣の広がり）、N（リンパ節転移）、M（遠隔転移）の3つの因子によって分類される。病理学的なT因子はさらに、pTis（がんが粘膜内にとどまる）、pT1（粘膜下層にとどまる）、pT2（固有筋層にとどまる）、pT3（漿膜下層にとどまる）、pT4（漿膜を超える）に分類される。

## 図9-13 がんの血行性転移

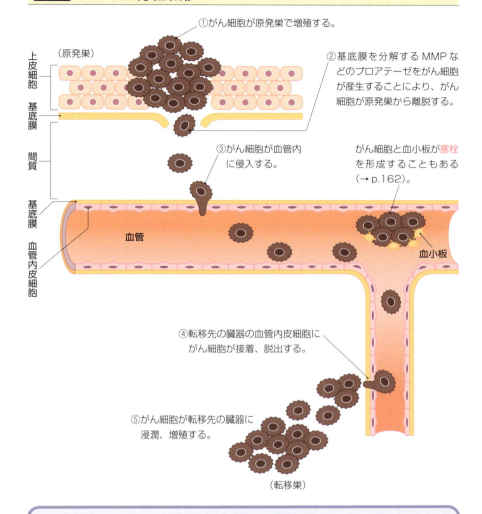

### がんが転移しやすい臓器

　たとえば肺がんは骨や脳、乳がんは骨や肺、胃がんは腹膜、大腸がんは肝臓や肺というように、がんの種類によって転移・播種しやすい臓器が異なる（転移の臓器特異性）。いくつかの原因が考えられており、1つはがん細胞を運ぶ血液やリンパ液の流れ方である。もう1つは「種と畑仮説（seed and soil theory）」とよばれる考えで、あるがんが転移しやすい臓器の細胞には、そのがん細胞と結合する分子（リガンド）が発現していることなどが報告されている。

# がんの病理組織診断

## ■病理診断により組織型を分類

　CT や MRI、X 線などの画像診断、血液の腫瘍マーカーでがんの疑いがあった場合、生検などで採取した組織内に腫瘍細胞が存在するかどうかを顕微鏡で観察して、最終的な診断を行う必要がある。

　がん疑いの病理診断は、まず正常とは異なる腫瘍細胞を細胞異型と構造異型に着目して同定するところから始まる。細胞異型は細胞や核の形、大きさ、染色体などを、構造異型は細胞の並び方や構造全体を観察し、正常から隔たりがあるかどうか、腫瘍であれば、悪性腫瘍か良性腫瘍かを鑑別する。

　細胞形態から腫瘍であると判断された場合は、次にどのような細胞に由来し、どのような性質をもった悪性腫瘍であるか（組織型）の分類を行う。細胞どうしが結合した上皮細胞由来であれば上皮性腫瘍、上皮細胞以外（非上皮細胞）に由来する腫瘍であれば非上皮性腫瘍となる。

　上皮性悪性腫瘍に関しては、それぞれの形態的特徴にもとづき、腺がん、扁平上皮がんなどに分類される。たとえば腺がんであれば、管腔が形成されているか、粘液産生があるかといったことを調べる。

　このような組織型は予後や治療法の選択にもかかわる。

### 図9-14 がん病理診断の流れ

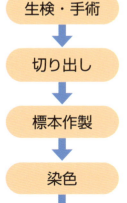
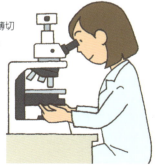

**生検・手術**：内視鏡検査や手術のときに切り取った組織で病理診断を行うこともある。

**切り出し**：ホルマリン固定した組織検体から、病変部を肉眼的に同定し、ガラス標本に載る大きさにカットする。その後パラフィン包埋標本を作製する。

**標本作製**：パラフィン包埋して硬化した標本を薄切りしてスライドガラスに貼り付ける。

**染色**：HE 染色や各種染色を行う。

**鏡検**：顕微鏡で観察して、病変の診断などを行う。

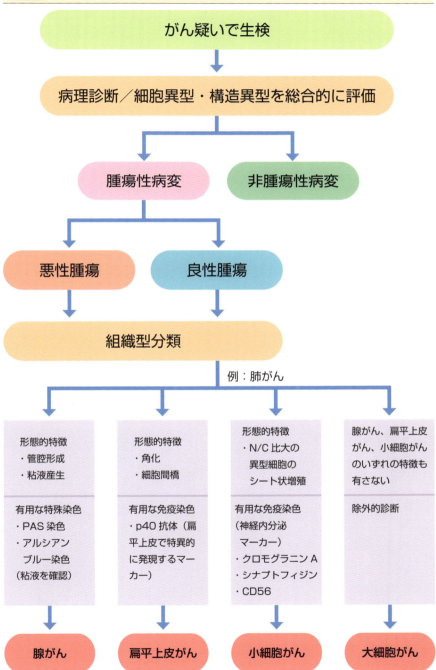

図9-15 がん病理診断のフローチャート

## ■正常細胞との違い－異型性

　悪性腫瘍か良性腫瘍かの鑑別において重要になる異型性は、発生母地の正常細胞と比較して形態的にどれくらい違いがあるか（異常であるか）を示したもの。正常細胞は、同じような形の細胞が整然と並ぶ傾向にあるが、腫瘍細胞は概して大きさや形、並び方が不均一になる。そのような細胞の"顔つき"から正常細胞か腫瘍細胞かを判断する。

　細胞の形（細胞異型）と細胞が形作る構築（構造異型）が正常から大きく隔たっているほど、異型性が強い（高度）とよばれ、腫瘍の可能性が高いということになる。

### ●細胞異型

　個々の細胞の形の正常細胞からの隔たりは、細胞異型とよばれる。細胞異型を評価する際には、とくに核所見が重要で、核の形の不整、大きさ、不揃いさなどが指標となる。また、腫瘍細胞では、細胞における核の割合（N/C 比）が大きくなり、核内の核小体（リボソーム RNA の合成を行う場所）が大きくなったり、数が増えたりする。

　DNA とたんぱく質の集合体であるクロマチンの凝集（紫色に不均一に濃く染色される）の仕方も指標の 1 つで、一般的に悪性腫瘍ではクロマチンの凝集・増量が目立つ。

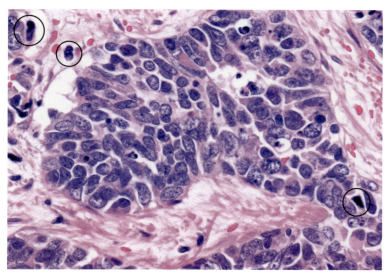

小細胞がん。腫瘍細胞の核は一様に N/C 比が高い。クロマチンも粗造に増加している（円内）。

## 図9-16 細胞（核）の異型

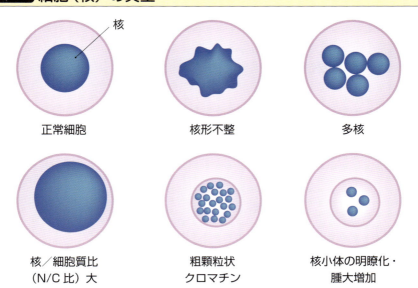

正常細胞／核形不整／多核／核／細胞質比（N/C比）大／粗顆粒状クロマチン／核小体の明瞭化・腫大増加

### 腫瘍と炎症の違い

　病理診断を行う際には、形態的に異常な病変がどこであるのかを認識し、その上でその病変がどのような細胞から構成され、どのような病気が考えられるのかを推測する。免疫細胞の浸潤が目立つ際には、炎症と腫瘍との鑑別が困難な場合が少なくない。一般的に、炎症では多種類の免疫細胞、線維芽細胞、血管などが混在し多彩な像を呈するのに対して、腫瘍は単一のがん細胞がクローン性に増殖する病変であり、形態的にも同じような異型細胞が一様に増殖する傾向がある。

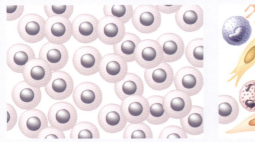

腫瘍では比較的単一な腫瘍細胞が増殖。

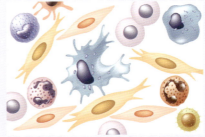

炎症ではさまざまな間質細胞（免疫細胞、線維芽細胞、血管など）が混在し多彩な像を呈する。

## ●構造異型

正常な組織では、さまざまな細胞がそれぞれ決まった配列を示し組織を構築しているが、腫瘍では本来あるべき細胞の配列・構築が崩れてくる。個々の細胞の形ではなく、細胞の配列・構築の正常からの隔たりを構造異型という。

たとえば、正常腺上皮は管腔形成や乳頭状構造、正常重層扁平上皮は角化や細胞間橋を示すが、腫瘍ではその名残を残しながらも構造が不規則になったり、不明瞭化したりしてくる。悪性度が増すほど、構造異型が強くなる傾向がある。

## ●大腸の正常細胞

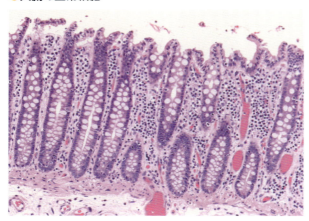

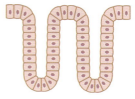

大腸の正常な粘膜上皮。腺上皮が規則正しく並んでいる。

## ●大腸がんの構造異型（高異型）

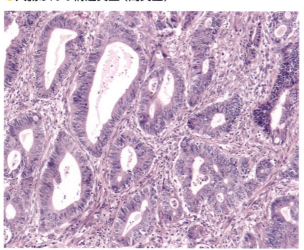

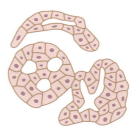

がんでは、細胞の配列が乱れ、腺腔構造も乱れ、不規則になっている。

## ■正常細胞との違い－分化度

　悪性細胞が正常細胞にどの程度類似しているか（発生母地となる正常細胞の特徴をどの程度維持しているか）を示す指標が分化度である。細胞異型・構造異型と関連のある指標であるが、正常細胞との形態的類似性、機能的共通性をもとに評価され、通常は悪性腫瘍で用いられる。

　正常細胞との類似性を多く維持しているものが「高分化」で、逆に、正常細胞との類似性に乏しいものは「低分化」、類似性がないものは「未分化」である。「高分化」と「低分化」の間が「中分化」となる。分化度が低いほど悪性度が高い傾向にある。

● **大腸の高分化管状腺がん**
正常に類似した明確な腺管形成が認められる。

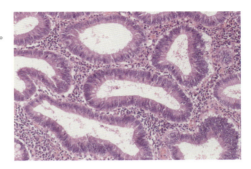

● **大腸の中分化管状腺がん**
腺管どうしが融合し、いわゆる篩状構造を呈する異型腺管が認められる。

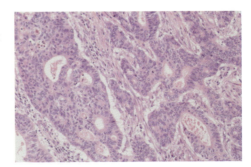

● **大腸の低分化管状腺がん**
腺腔はほとんど認められない小集塊を形成したがん細胞が浸潤している像が見られる。間質には線維化をともなう。

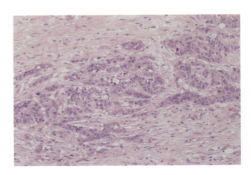

## ■腺がんの形態的特徴

　腺がんでは、発生母地である腺上皮を特徴づける腺腔形成や粘液産生が認められる。肺腺がんでは、腺腔を形成する腺がんを腺房型、乳頭状配列を示す腺がんを乳頭型とよぶ。腺腔形成が不明瞭となり、充実型を示す腺がんもあるが、一部で粘液産生を確認することが腺がんの根拠となる。粘液産生の確認には、PAS 染色やアルシアン青染色が有用である。通常これらの組織像が混在することが多い。

### ●肺腺がんの例

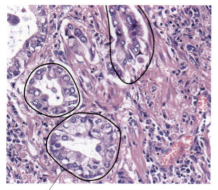

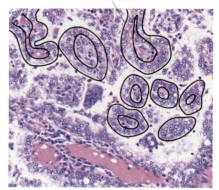

乳頭状構造

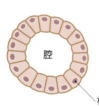

腺管

腺房型腺がん。腫瘍細胞が腺管を形成することが特徴。腫瘍細胞には粘液産生（細胞質の淡明な部分）も見られる。

核は外側に向いている。

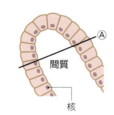

乳頭型腺がん。腫瘍細胞が小さな乳頭状の構造を形成する。上の画像の中には乳頭状構造をⒶの線で切った断面も見られる。

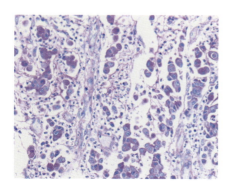

腺房型腺がん。PAS 染色により、腫瘍細胞の細胞質内に赤く染まる粘液が確認される。

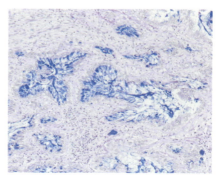

乳頭型腺がん。アルシアン青染色により、腫瘍細胞の細胞質内に青く染まる粘液が確認される。

## ■扁平上皮がんの形態的特徴

　扁平上皮がんでは、発生母地である扁平上皮を特徴づける角化傾向や細胞間橋が認められる。形態的に、角化傾向はがん真珠（渦巻き状の角化）、個細胞性角化（個細胞単位の角化）などが含まれる。また、隣接した腫瘍細胞どうしの間に見られる毛羽立ったような多数の橋状構造物を細胞間橋とよぶ。角化傾向が顕著なものを角化型、角化傾向に乏しいものを非角化型と分類することがある。

　免疫染色では、p40 などが扁平上皮がんのマーカーになることが知られている。

### ●肺扁平上皮がんの例

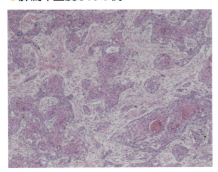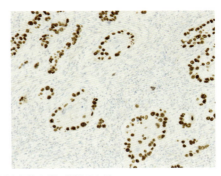

扁平上皮がんのマーカーとして有用である p40 は腫瘍細胞の核に陽性である。

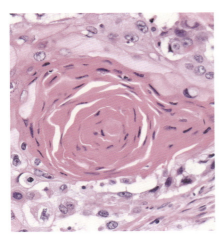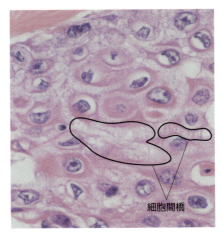

がん真珠。同心円状を示す異常角化が見られる。　細胞間橋。腫瘍細胞どうしが細いはしごのような構造で結合している。

## ■小細胞がんの形態的特徴

　肺がんの組織型の1つで、腺がん、扁平上皮がんに次いで多い。N/C 比の高い異型細胞がシート状に増殖し、神経内分泌顆粒を有することが多い。小細胞がんは放射線治療や薬物療法が効果的なことが多いが、非小細胞がん（腺がん、扁平上皮がん、大細胞がん）と比べて増殖速度が早く、転移や再発をしやすい。小細胞がんの診断には、細胞形態に加え、神経内分泌マーカー（クロモグラニン A、シナプトフィジン、CD56 など）が有用である。

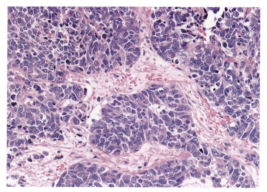

N/C 比の高い異型細胞がシート状に増殖している。

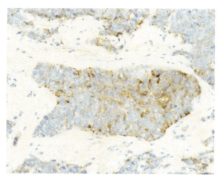

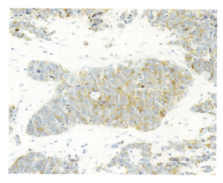

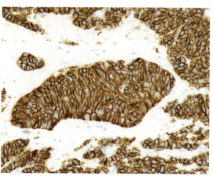

クロモグラニン A 染色（左上）、シナプトフィジン染色（右上）、CD56 染色（左下）。いずれのたんぱく質も神経内分泌腫瘍の診断に有用である。

# ICD-Oによる分類

「国際疾病分類－腫瘍学(ICD-O：International Classification of Diseases for Oncology)は、世界保健機関(WHO)と国際がん研究機関(IARC)が作成する腫瘍に関する国際分類。さまざまな国や地域から集計された死亡や疾病データの記録、分析、比較を行うことを目的に、国際的に統一した基準で分類されている。統一の分類があることで、国や言語によって疾患名が異なっていても、病名に対するコードから国際比較が可能になる。

現在使用されている第3版(ICD-O-3)は2000年に公表されたもので、その後も最新の医学的知見を反映した改正版が公表されている。日本では、人口動態統計や患者調査などの公的統計、診療報酬明細書、電子カルテ、DPC(診断群分類包括評価)などの死因・疾病分類として広く利用されている。全国がん登録では2023年度から第3.2版に移行した。

● ICD-O コードの構造

ICD-Oは、原発部位を表現する3桁の局在コードと、組織／細胞型を表現する4桁の形態コード、性状コード、分化度コードから構成されている。

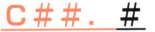

| 局在コード<br><例>胃 | 形態コード<br><例>胃 | 性状コード | 分化度コード |
|---|---|---|---|
| C 16.0 噴門 | 8260 乳頭腺がん | /0 良性 | <固形腫瘍> |
| C 16.1 胃底部 | 8211 管状腺がん | /1 良悪性不詳 | 1 高分化 |
| C 16.2 胃体部 | 8140 低分化腺がん | 　　低悪性度 | 2 中分化 |
| C 16.3 胃前庭部 | 8490 印環細胞がん | /2 上皮内がん | 3 低分化 |
| C 16.4 幽門 | 8480 粘液がん | /3 悪性・原発 | 4 未分化 |
| C 16.5 胃小彎 | 8070 扁平上皮がん | /6 悪性・転移 | 9 適用外 |
| C 16.6 胃大彎 | 8936 胃腸管間質腫瘍 | /9 悪性・不詳 | <リンパ腫> |
| C 16.8 胃の境界部 | 8800 肉腫 |  | 5 T細胞 |
| C 16.9 胃、NOS<br>(部位不明) | 8890 平滑筋肉腫 |  | 6 B細胞 |
|  |  |  | 7 Null細胞 |
|  |  |  | 8 NK細胞 |
|  |  |  | 9 適用外 |

## ■免疫組織化学染色

　免疫組織化学染色（免疫染色）とは、あるたんぱく質に特異的に反応する抗体を用いて、組織標本上でそのたんぱく質の存在する場所を形態的に検出する方法（→ p.20）である。

　がんの病理診断では、おもに4つの目的に対して免疫染色を行う。
1) 細胞の起源や分化段階、機能を知る（細胞型の特定、原発か転移かなどを推定）
2) 細胞の増殖能、がん関連遺伝子の発現などを知る（腫瘍性か非腫瘍性かを推定）
3) ウイルス、菌体などの同定
4) 分子病理診断への応用（治療法の選択など）

### ● Ki-67抗体、p53抗体検査

　乳がんではHER2（ハーツー）というたんぱく質の免疫染色（→ p.20）での発現レベルが、HER2標的療法の適応を決めるうえで重要である。一方、乳がん細胞の増殖能とかかわる指標であるKi-67陽性率によっても乳がんのサブタイプや治療法が変わってくる。

　TP53はがん抑制遺伝子であり、その遺伝子異常はさまざまな癌の発症・進展に深くかかわっている。

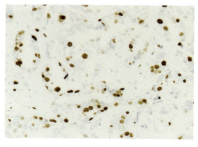

乳管がん。Ki-67は増殖中の細胞で発現するたんぱく質で、陽性率が高いほどがんの増殖能が高い。

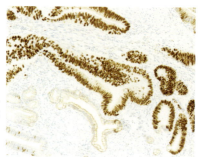

大腸がん。茶色く染色されているのは核内に蓄積したp53たんぱく。

### ● PSA免疫染色

　前立腺がんのスクリーニング検査として行われるPSA検査は、血液中に含まれる前立腺特異抗原のPSAを検出する。PSAは前立腺に特異的なマーカーとして、免疫染色にも用いられる。

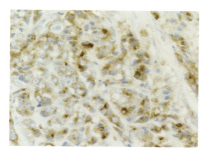

PSAは前立腺の上皮細胞から分泌されるたんぱく質。前立腺がんで高値となることが知られている。

# ■組織学的遺伝子検査

近年、がんの診断や治療法選択、予後予測などにおいて、遺伝子検査が活用されるようになってきている。個々のがんの遺伝子異常を検出することで、診断に寄与するのみならず、各遺伝子異常に適した治療法を選択することが可能となり、個別化医療が現実化しつつある。

また、各種分子標的薬の治療対象となる患者の選択においては、免疫染色での治療標的分子の発現レベルの評価が重要となる。

## ● ISH 法

ISH 法という名称は「In situ hybridization」の頭文字からとったもので、細胞や組織上で遺伝子の増幅や融合遺伝子などを直接視覚化して検出する。

検出対象の DNA や RNA と相補的な配列をもち、色素で標識したプローブを反応させることにより、遺伝子異常を検出する。がん診断のほか、ウイルス感染などでも用いられる。

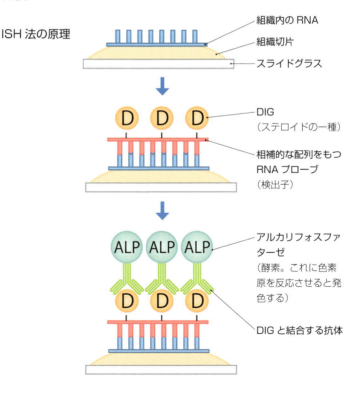

## ● FISH 法

ISH 法に「Fluorescence（蛍光）」をつけたものが FISH 法。蛍光物質で標識したプローブをターゲットの遺伝子と結合させて、蛍光顕微鏡下で可視化する。がん遺伝子の増幅や融合遺伝子の検出などに利用されている。

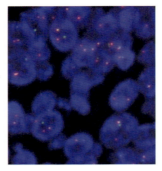

NUT融合遺伝子陽性がんにおける NUT 遺伝子の再構成（FISH法）。2 種類の蛍光プローブ（赤と緑）を用いて染色体転座を検出している。

## ● PCR 法

PCR は「Polymerase Chain Reaction（ポリメラーゼ連鎖反応）」の頭文字をとったもの。細胞や組織から抽出した微量の DNA や RNA から逆転写した cDNA の一部を DNA ポリメラーゼの酵素反応により選択的に増幅させる。

増幅したい DNA とその両端の配列に相補的な一対の DNA プライマーと DNA ポリメラーゼを用いて DNA を増幅する。熱変性で 1 本鎖にする、プライマーをアニーリングさせる、伸長反応を進めるという 3 段階の温度変化のサイクルを繰り返すことによって標的 DNA は 2 倍に増幅される。

### PCR 法の原理

① DNA を加熱して 1 本鎖にする。

② DNA の両端にプライマー（短い 1 本鎖の DNA）を結合させる。

③ DNA ポリメラーゼによって DNA が合成され伸長する。

④ 2 本鎖 DNA が合成される。

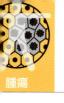

# がんゲノム医療

## ■個々の遺伝子変異に合わせた薬剤選択

　従来のがん薬物療法は、臓器で分類されたがん腫ごとの抗がん薬による化学療法が中心だったが、2000年代はじめに特定の遺伝子変異をターゲットとする分子標的薬が登場。ゲノム情報にもとづく「がんゲノム医療」が注目されはじめた。がんゲノム医療では、がん組織で見られる遺伝子異常を解析するとともに、がんの性質を明らかにして、体質や病状に応じた個別化医療を実現する。

　その後、事前に遺伝子変異を調べることでその分子標的薬の効果があるかどうかを調べるコンパニオン診断という検査も導入されるようになった。ただし、コンパニオン診断では通常、遺伝子異常、検査法、分子標的薬が1対1の関係となっている。

　2010年代に入り次世代シーケンサーがさらに進歩した影響もあり、数十から数百のがん関連遺伝子を一度に調べる「がん遺伝子パネル検査」が開発された。検査により見つかった遺伝子異常に合う薬が見つかる可能性があり、日本では2019年6月から、がん遺伝子パネル検査が保険適用となった。対象となるのは、おもに標準治療がない、または標準治療が終了した患者である。

### 図9-17 がん遺伝子パネル検査

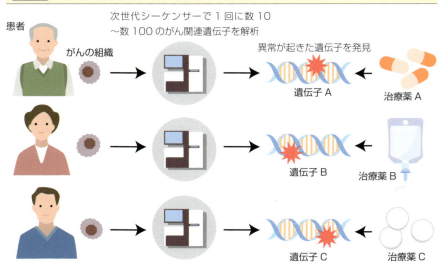

223

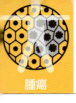

# AIによるがん診断

## ■病理医とAIのダブルチェック

　人工知能（AI：artificial intelligence）の社会実装が急速に進むなか、放射線画像や内視鏡画像などのデジタル画像診断については一部で実用化されている。現在、病理診断にかかわるAI開発も進められている。機械学習の一種であるディープラーニング（深層学習）が画像解析を得意としていることもあり、形態を基盤とする病理領域との相性がよいと考えられるからだ。

　一方で、日本では病理医不足が深刻化している。がん患者の増加にともなって病理診断件数も増えるが、常勤病理医が1人もいない医療機関も多く、マンパワー不足から診断のダブルチェック体制が困難な病院もある。

　そのような課題を解消する目的においても、AIによる病理診断の研究開発が有用と思われる。顕微鏡画像はCTやMRIの画像に比べてはるかにデータ量が多く、コンピュータの処理能力を超えてしまうが、デジタル化技術、データ圧縮技術、特徴点の捉え方、アルゴリズムなど、多彩なアプローチで研究開発が進められている。

　熟練した病理医でも診断の難しい病変がしばしばあり、遺伝子情報も加わり新たな疾患概念が増えていくなか、AIが人間の病理医に置き換わることは難しいと思われる。しかしながら、病理診断AIが実現することで、病理医とAIによる相乗効果により、診断精度を高めることが可能であり、病理医の負担軽減にも大きく貢献する可能性がある。

## ■病理画像から遺伝子異常を予測

　最新のAI研究では、病理組織画像からがんの遺伝子異常を予測する研究も行われている。これらのなかには、人間の病理医と同等またはそれ以上の成果をあげているAIモデルも存在している。また、研究段階であるものの、病理標本の全自動化、全自動臓器切り出し機など、病理診断のすべてのプロセスを全自動化しようとする試みがあり、将来的に病理診断が大きく変わる可能性が十分にある。

### 図9-18 AI 病理診断の流れ（イメージ）

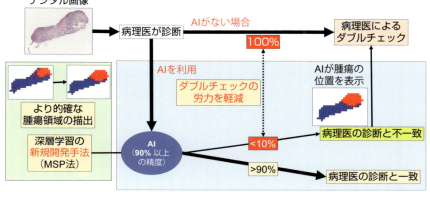

2022年に日本病理学会と国立情報学研究所が東京大学と連携して開発した病理診断支援AIのイメージ。深層学習の新規開発手法により、AIが効率的に腫瘍の有無を判定することが可能になった。このAIを病理診断のダブルチェックに用いることで、病理医の負担の軽減が期待される。

出典：日本病理学会

### 図9-19 AI による内視鏡診断

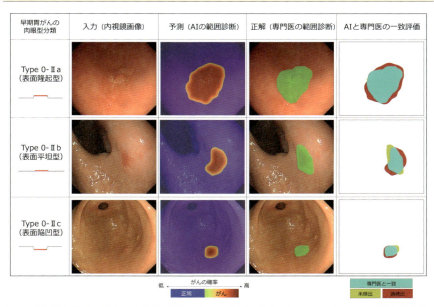

2023年に理化学研究所と国立がん研究センターの共同研究チームが開発した、早期胃がんの自動範囲診断AI。内視鏡検査画像に対する専門医の範囲診断と、AIによる領域予測の一致度が66.5%を獲得した。

画像提供：理化学研究所

## 9 章のまとめ

### がんとは何か

- 近年、日本人の死因の1位は「悪性新生物（腫瘍）」であり、第2位の心疾患より10%以上も高い。

- 正常な細胞は遺伝子のはたらきにより増殖がコントロールされているが、遺伝子に傷がつき、変異が起きた細胞が自律的かつ無秩序に増え続けてかたまりを形成したものを「腫瘍」とよぶ。腫瘍のうち、浸潤や転移によって広がる悪性腫瘍を「がん」とよぶ。また、がんの漢字表記である「癌」は上皮から発生する腫瘍に対して使う言葉で、非上皮から発生する腫瘍は「肉腫」とよぶ。

- がんは、発生臓器ごとの解剖学的分類、発生母地による組織型分類など、さまざまな分類方法がある。

- 正常な細胞は、遺伝子のはたらきによって、増殖と増殖抑制がされている。また、必要なくなった細胞や他の細胞に害を及ぼすようになった細胞については、アポトーシスという細胞死によって排除する機能が備わっている。

- がん細胞は、増殖や増殖抑制にかかわる遺伝子に傷がつき（遺伝子異常）、増殖因子やホルモンがなくても無秩序かつ半永久的に増え続けて、歯止めがきかなくなった状態にある。

- 正常細胞は足場（細胞外基質）を失うと増殖できなくなるが、がん細胞は足場がなくても増殖する能力を獲得しうる。加えて、がん細胞の周囲にはしばしば新たな血管が作られて栄養が供給され、増殖をし続けることが可能である。そうして無秩序に増え続けたがん細胞は、周囲に染みこむように浸潤したり、血管やリンパ管に入り込んで離れた場所の臓器に転移したりする。

- 「腫瘍」のうち、増殖が速く、浸潤や転移を起こして次第に全身に広がり、生命に影響を及ぼすものを「悪性腫瘍」とよぶ。それに対して周囲の組織に浸潤することなく境界をもって徐々に大きくなっていく腫瘍を「良性腫瘍」とよぶ。良性腫瘍は完全に切除した場合、通常再発することはない。

- 腫瘍は、組織学的には上皮性と非上皮性、混合性に分類される。上皮性の悪性腫瘍の中には、粘液などを分泌する腺上皮由来の腺がん、層状の重なりを示す重層扁平上皮由来の扁平上皮がんなどが含まれる。

- 非上皮性腫瘍（肉腫）は細胞どうしの結合性に乏しく、間質と混じり合うことが特徴で、全身のあらゆる部位から発生しうる。

## がんの原因

●がんは、細胞増殖や増殖を制御する遺伝子に傷がつくことで発生するが、それらの遺伝子異常を引き起こす発がん因子が存在している。発がん因子には、患者本人による内的因子と、外から受ける外的因子とがある。

●内的因子には、生まれつきの体質、年齢、性別、体格、人種、免疫機能の低下などがある。一方の外的因子としては、放射線や紫外線などの物理的因子、ホルムアルデヒドやアスベストなどの化学物質、ヒトパピローマウイルス（HPV）をはじめとした感染症、食生活、喫煙、飲酒などがある。

## がんが発生するメカニズム

●正常な細胞は細胞分裂を繰り返し、細胞周期に従い増殖する。細胞周期のチェックポイントでは、細胞増殖を促す一方で、細胞が増殖し続けないように細胞死（アポトーシス）を起こすことでバランスを保っている。

●がん細胞では、遺伝子異常によりがん細胞の増殖を刺激する増殖・成長因子（がん遺伝子）などが活性化されている。また、細胞が増殖しすぎないよう抑制している細胞増殖制御因子やアポトーシスを起こさせる因子（がん抑制遺伝子）の機能が抑えられて、正常なら効くはずのブレーキが効かなくなっている。

●「多段階進展説」では、がんの発生をイニシエーション、プロモーション、プログレッションの3段階で説明する。イニシエーションによって遺伝子異常を起こした細胞が、プロモーションによって異常な増殖能力を得てがん化する。そしてプログレッションによって浸潤能や転移能を獲得し、さらに悪性化していく。イニシエーションを引き起こす発がん物質などをイニシエーター、イニシエーションされた細胞の増殖を誘導するものをプロモーターという。

●多段階進展説では、大腸がんの発生モデルがよく知られている。大腸がんは、正常細胞から腺腫ができ、腺腫から上皮内腺がん、浸潤性腺がんというように段階的に進展する。

●ヒトは両親から受け継いだ2対の遺伝子（対立遺伝子）をもつため、どちらか片方に異常があっても、もう一方が正常であれば問題ない。しかしさらにもう片方の遺伝子にも異常が起きるとがん化するという考え方を「2ヒット説」という。遺伝性がんの場合、初めから一方の遺伝子に異常があるので、がん化しやすい。

腫瘍

## がんの進行

- 正常な細胞が悪性化（がん化）するまでにはいくつかの段階がある。細胞ががん化する手前の段階を「前がん病変（前駆病変）」とよぶ。
- 子宮頸部の上皮細胞は、ヒトパピローマウイルス（HPV）に長期間持続感染することで、異形成を経て上皮内がんへと進行する。がん細胞が基底膜を超えて上皮下の組織に進展したものを浸潤がんとよぶ。
- 前がん病変からがん化しても、増殖が深部にまで広がっていないものは「早期がん」とよばれ、予後がよく治癒が望める。一方、深部に進展したがんは「進行がん」となり、治療はしばしば難しく、予後が悪くなる。
- 臨床では、がんの進行具合を客観的に示す「病期（ステージ）」が治療の指針となる。病期の基準はがんの種類ごとに異なるが、国際対がん連合（UICC）による「TNM分類」がもっとも広く使われている。TNM分類は「T（tumor：腫瘍）：がんの大きさや広がり具合」「N（lymph node：リンパ節）：リンパ節転移」「M（metastasis：転移）：遠隔転移」という３つの要素を組み合わせて、０～Ⅳ期の５段階に分類する。
- がん細胞が離れた臓器で病巣をつくることを転移という。血管による転移を血行性転移、リンパ管による転移をリンパ行性転移という。
- 腹腔や胸腔などの空間にがんが散らばることを播種という。

## がんの病理組織診断

- がんの病理診断は、まず細胞異型と構造異型に着目して行われる。細胞異型では個々の細胞や核の形、大きさ、染色体などを、構造異型では細胞の並び方や構造全体を観察し、腫瘍かどうか、さらには悪性か良性かの鑑別を行う。
- 腫瘍と判断された場合には、組織型の分類を行う。
- 正常な状態では、比較的均一な細胞が秩序だって配列するが、腫瘍細胞は大きさや形、並び方が不均一になる（異型性）。
- 細胞異型は、個々の細胞レベルでの、形態学的な正常からの隔たりの程度を示す。
- 正常な組織では、さまざまな細胞がそれぞれ決まった配列を示し組織を構築しているが、腫瘍では本来あるべき細胞の配列・構築が崩れてくる。個々の細胞の形ではなく、細胞の配列・構築の、正常からの隔たりを構造異型という。

- 悪性細胞が正常細胞にどの程度類似しているか（発生母地となる正常細胞の特徴をどの程度維持しているか）を示す指標が分化度である。正常細胞との類似性を多く維持しているものが「高分化」で、逆に、正常細胞との類似性に乏しいものは「低分化」、類似性がないものは「未分化」である。「高分化」と「低分化」の間が「中分化」となる。
- 腺がんでは、発生母地である腺上皮を特徴づける腺腔形成や粘液産生が認められる。粘液産生の確認には、PAS 染色やアルシアン青染色が有用である。
- 扁平上皮がんでは、発生母地である扁平上皮を特徴づける角化傾向や細胞間橋が認められる。形態的に、角化傾向はがん真珠（渦巻き状の角化）、個細胞性角化（個細胞単位の角化）などが含まれる。また、隣接した腫瘍細胞どうしの間に見られる毛羽立ったような多数の橋状構造物を細胞間橋とよぶ。
- 小細胞がんでは、N/C比の高い異型細胞がシート状に増殖し、神経内分泌顆粒を有することが多い。小細胞がんは放射線治療や薬物療法が効果的なことが多いが、非小細胞がん（腺がん、扁平上皮がん、大細胞がん）と比べて増殖速度が早く、転移や再発をしやすい。
- 免疫組織化学染色（免疫染色）とは、あるたんぱく質に特異的に反応する抗体を用いて、組織標本上でそのたんぱく質の存在する場所を形態的に検出する方法である。①細胞の起源や分化段階、機能を知る、②細胞の増殖能、がん関連遺伝子の発現などを知る、③ウイルス、菌体などの同定、④分子病理診断への応用といった目的に対して行う。
- ISH法は、細胞や組織上で遺伝子の増幅や融合遺伝子などを直接視覚化して検出する方法である。検出対象のDNAやRNAと相補的な配列をもち色素で標識したプローブを反応させることにより、遺伝子異常を検出する。
- ISH法の応用で、プローブを蛍光物質で標識し、蛍光顕微鏡下で可視化するのがFISH法。
- がんの診断や治療法選択、予後予測などにおいて、遺伝子検査が活用されるようになっている。がん関連遺伝子のDNAやRNAといった核酸を解析することで、治療薬の選択や治療効果の測定に役立てられる。

### がんゲノム医療

● がんの診断や治療法選択、予後予測などにおいて、遺伝子検査が活用されるようになってきている。個々のがんの遺伝子異常を検出することで、診断に寄与するのみならず、各遺伝子異常に適した治療法を選択することが可能となり、個別化医療が現実化しつつある。

● 近年、数十から数百のがん関連遺伝子を一度に調べる「がん遺伝子パネル検査」が開発された。個々の遺伝子変異に合う薬が見つかる可能性があり、おもに標準治療がない、または標準治療が終了した患者に対して保険適用となっている。

### AIによるがん診断

● 人工知能（AI：artificial intelligence）の社会実装が急速に進んでいる。放射線画像や内視鏡画像などのデジタル画像診断については一部で実用化されている。AIによる病理診断の研究開発も進んでいる。

### 参考文献

豊國信哉、高橋雅英 監訳『ロビンス基礎病理学　原書10版』エルゼビア・ジャパン、2022年

清水道生、内藤善也 編集『改訂2版　カラーイラストで学ぶ　集中講義　病理学』メジカルビュー社、2020年

北川昌伸 監修／仁木利郎、小田義直 編集『標準病理学　第7版』医学書院、2023年

安部良 監修『いちばんやさしい免疫学』成美堂出版、2022年

小熊惠二、堀田博、若宮伸隆 編集『シンプル微生物学　改訂第6版』南江堂、2019年

# 索引

## 欧文

B型肝炎ウイルス ·····························109
B細胞 ·····················51-53,55,69,85
DNA ·························23,26,99,175
DNAウイルス ··················104,105,108
EBウイルス ·································98
FISH法 ·································222
HE染色 ······························15,18
HIV ·····································114
ICD-O ·································219
ISH法 ·································221
Ki-67 ·································220
NK細胞 ·····················50,53,85
p53 ·····································220
PAS染色 ·································96
PCR法 ·································222
PSA ·····································220
RNAウイルス ··················104,105,109
T細胞 ·····················50-53,62
VEGF（血管内皮増殖因子）··············44

## あ

悪性黒色腫 ·································138
悪性腫瘍 ·····················194-196
アスペルギルス ···············96,97,110
アデノウイルス ·····························108
アテローム性動脈硬化·····················128
アナフィラキシー·····························56
アニサキス·································113

アポトーシス ·····················37,106
アミロイド·················35,123,132-134
アミロイドーシス·····················132-134
アレルゲン ·····················54,55,57

## い・う

異型（性）·····························210-214
異形成·····························206,207
萎縮 ·····························29,138
異常栄養性石灰化·····················137
移植片対宿主病·····················66,67
遺伝性がん ·································205
イニシエーション·····························204
胃梅毒·····································103
異物型巨細胞 ·································87
異物肉芽腫 ·································87
印環細胞癌 ·································34
インスリン·····················119,121,123
インフルエンザウイルス ·····················107
ウイルス·················86,95,104-109
ウィルヒョウの3要素·····················156
右心不全·································169
うっ血·····························148,149

## え・お

液状壊死 ·································39
エコノミークラス症候群·········160,161
壊死 ·····································38
壊死性炎 ·································81
壊疽性炎（症）·····················81,82

炎症…………………………53,74-92,213
炎症性サイトカイン……………77,83,85
炎症メディエーター…………77,78,84
オートファジー………………………40

## か

外因………………………………10-13
外毒素………………………………101
外部寄生虫…………………………112
潰瘍……………………………………81
潰瘍性大腸炎………………………89
核…………………………23,110,213
核酸代謝障害………………………140
角質変性……………………………35
拡張期血圧…………………………146
獲得免疫（系）…………………51,53
核内封入体……………………98,108
過形成…………………………………31
化生……………………………………32
家族性高コレステロール血症………126
家族性大腸ポリポーシス……………179
カタル性炎症………………………82
褐色萎縮…………………………29,138
化膿性炎（症）…………………81,82
過敏反応…………………………54-63
カルシウム………………36,136,137
カルシウム代謝障害…………136,137
がん……………………………194-230
肝アミロイドーシス…………………134
がん遺伝子…………………202,203
がん遺伝子パネル検査………………223

桿菌…………………………………99,100
がんゲノム医療……………………223
カンジダ……………………………96,97
間質液………………………………150,151
癌真珠…………………………………217
関節リウマチ………………………88
感染症………………………………94-116
がん抑制遺伝子………………202,203
乾酪壊死…………………………39,87
乾酪性肉芽腫………………………87

## き

寄生虫……………………95,112,113
ギムザ染色…………………………98
球菌…………………………………99,100
急性炎症…………………………74-82
急性拒絶……………………………66
急性心不全…………………………168
急性虫垂炎…………………………82
凝固壊死…………………………39,163
強皮症→全身性硬化症………………88
局所性浮腫………………………150,151
虚血……………………123,148,149
キラーT細胞……………51,53,63,67,85
菌交代現象…………………………102

## く

腔水症………………………………150
空胞（変性）…………………………34
グラム陰性（菌）…………………99-101
グラム染色…………………………97

グラム陽性（菌）‥‥‥‥‥‥‥99-101
グリコーゲン‥‥‥‥‥35,96,118-120
クリプトコッカス‥‥‥‥‥‥‥96,97
くる病‥‥‥‥‥‥‥‥‥‥‥‥‥137
グロコット染色‥‥‥‥‥‥‥‥‥‥97
クロマチン‥‥‥‥‥23,37,38,212,213

## け

形質細胞‥‥‥‥‥‥‥‥53,69,85,133
外科病理‥‥‥‥‥‥‥‥‥‥‥‥‥14
血圧‥‥‥‥‥‥‥‥‥‥‥‥‥‥‥146
血液凝固因子‥‥‥‥‥‥‥‥‥‥155
血液循環‥‥‥‥‥‥‥‥‥‥‥‥147
結核（菌）‥‥‥‥‥‥‥‥‥‥87,98
血管新生‥‥‥‥‥‥‥‥‥‥‥‥‥44
血胸‥‥‥‥‥‥‥‥‥‥‥‥‥‥152
血腫‥‥‥‥‥‥‥‥‥‥‥‥‥‥152
血漿たんぱく質異常症‥‥‥‥‥‥131
血小板‥‥‥‥‥‥‥‥‥‥‥42,154
結節性糸球体硬化症‥‥‥‥‥‥‥123
血栓‥‥‥‥‥‥‥‥‥‥‥‥155-161
血栓塞栓症‥‥‥‥‥‥‥‥‥‥‥160
限局性アミロイドーシス‥‥‥‥‥132
顕性の法則‥‥‥‥‥‥‥‥‥‥‥176
原虫‥‥‥‥‥‥‥‥‥‥‥‥‥‥112
原発性アミロイドーシス‥‥‥‥‥133

## こ

高IgM症候群‥‥‥‥‥‥‥‥‥68,69
抗原‥‥‥‥‥‥‥‥‥‥20,52,58-61
膠原病‥‥‥‥‥‥‥‥‥‥‥‥‥‥64

好酸球‥‥‥‥‥‥‥‥‥‥‥‥55,57
高脂血症‥‥‥‥‥‥‥‥‥‥‥‥125
膠質浸透圧‥‥‥‥‥‥‥‥‥‥‥151
構造異型‥‥‥‥‥‥‥‥‥‥‥‥214
梗塞‥‥‥‥‥‥‥‥‥‥‥‥163,164
抗体‥‥‥‥‥20,52,53,55,58-61,133,220
好中球‥‥‥‥‥42,50,53,59-61,76,79,82,
85,140
後天性糖代謝異常‥‥‥‥‥‥‥‥121
後天性免疫不全症‥‥‥‥‥‥‥‥‥70
ゴーシェ病‥‥‥‥‥‥‥‥‥‥‥126
骨髄塞栓症‥‥‥‥‥‥‥‥‥‥‥162
骨粗鬆症‥‥‥‥‥‥‥‥‥‥‥‥137
骨軟化症‥‥‥‥‥‥‥‥‥‥‥‥137
コレステロール‥‥‥‥‥‥‥124,125
コレステロール結晶‥‥‥‥‥129,162
コレステロール塞栓症‥‥‥‥‥‥162
混合血栓‥‥‥‥‥‥‥‥‥‥‥‥157
混濁腫脹‥‥‥‥‥‥‥‥‥‥‥‥‥36

## さ

細菌‥‥‥‥‥‥‥‥‥‥‥‥95,99-103
再興感染症‥‥‥‥‥‥‥‥‥‥‥103
再生‥‥‥‥‥‥‥‥‥‥‥‥‥‥‥41
再生医療‥‥‥‥‥‥‥‥‥‥‥‥‥41
サイトカインストーム‥‥‥‥‥‥‥83
サイトメガロウイルス‥‥‥‥‥98,108
細胞‥‥‥‥‥‥‥‥‥‥‥‥‥22-48
細胞異型‥‥‥‥‥‥‥‥‥‥212,213
細胞間橋‥‥‥‥‥‥‥‥‥‥‥‥217
細胞質内封入体‥‥‥‥‥‥‥‥‥109

233

| | |
|---|---|
| 細胞周期 | 24 |
| 細胞障害 | 28 |
| 細胞診断 | 16,17 |
| 細胞診標本 | 19 |
| 細胞分裂 | 24,25 |
| 左心不全 | 169 |

## し

| | |
|---|---|
| 色素代謝障害 | 138,139 |
| 色素変性 | 33,36 |
| 止血 | 154,155 |
| 自己免疫疾患 | 64,65,84,88,89 |
| 脂質異常症 | 125 |
| 脂質代謝障害 | 124-129 |
| 自然免疫（系） | 50,53 |
| 実験病理 | 14 |
| 紫斑 | 153 |
| 脂肪壊死 | 39 |
| 脂肪肝 | 34,125,127 |
| 脂肪変性 | 33,34 |
| 充血 | 148,149 |
| 収縮期血圧 | 146 |
| 重症複合型免疫不全 | 68 |
| 重層扁平上皮 | 194 |
| 粥状硬化性プラーク | 128 |
| 粥状動脈硬化症 | 128,129 |
| 樹状細胞 | 50,53,55,78 |
| 出血 | 152,153 |
| 出血性壊死 | 39 |
| 出血性炎 | 80 |
| 術中迅速診断 | 16,17 |

| | |
|---|---|
| 腫瘍 | 194-230 |
| 腫瘍塞栓症 | 162 |
| 受容体 | 22,107 |
| 腫瘍マーカー | 20 |
| 循環障害 | 146-172 |
| 漿液性炎 | 80 |
| 小細胞がん | 211,218 |
| 硝子変性 | 35 |
| 小脂肪滴 | 127 |
| 常染色体顕性遺伝性疾患 | 178,179 |
| 常染色体潜性遺伝性疾患 | 180,181 |
| 上皮性腫瘍 | 195,198 |
| 上皮組織 | 194 |
| 静脈 | 147,149 |
| 静脈血栓 | 157 |
| ショック | 165-167 |
| ショック肝 | 167 |
| ショック腎 | 166 |
| 心アミロイドーシス | 134 |
| 腎アミロイドーシス | 133 |
| 新型コロナウイルス | 109 |
| 真菌 | 95,110,111 |
| 神経原性ショック | 167 |
| 心原性ショック | 166 |
| 進行がん | 207 |
| 新興感染症 | 103 |
| 深在性感染症 | 110 |
| 滲出液 | 150 |
| 浸潤 | 207,208 |
| 尋常性天疱瘡 | 89 |
| 人体病理（学） | 14,15 |

| | | |
|---|---|---|
| 心肥大 | 30 | |
| 心不全 | 168,169 | |

## す・せ

| | |
|---|---|
| 水腫変性 | 34 |
| 膵島炎 | 123 |
| すりガラス様細胞 | 109 |
| 生検 | 17 |
| 生理的過形成 | 31 |
| 生理的再生 | 41 |
| 生理的肥大 | 30 |
| 赤色血栓 | 157 |
| 赤色梗塞 | 163,164 |
| 赤痢アメーバ | 96,113 |
| 石灰化 | 36 |
| 赤血球 | 154 |
| 線維芽細胞 | 43,85,88 |
| 線維素性炎 | 80 |
| 腺がん | 211,216 |
| 染色体 | 23,184,185 |
| 染色体異常症 | 184,185 |
| 全身性アミロイドーシス | 132 |
| 全身性エリテマトーデス | 88 |
| 全身性硬化症 | 88 |
| 全身性自己免疫疾患 | 65 |
| 全身性浮腫 | 150,151 |
| 先天異常 | 174-192 |
| 先天性アミノ酸代謝異常症 | 131 |
| 先天性脂質代謝異常 | 126 |
| 先天性心疾患 | 188 |
| 先天性糖代謝異常 | 120 |

| | |
|---|---|
| 先天性免疫不全症 | 68,69 |

## そ

| | |
|---|---|
| 臓器移植 | 66,67 |
| 早期がん | 207 |
| 臓器特異的自己免疫疾患 | 65 |
| 創傷治癒 | 42 |
| 増殖因子 | 44,85 |
| 塞栓症 | 160,162 |
| 組織学的遺伝子検査 | 221 |
| 組織診断 | 16,17 |
| 組織プラスミノーゲン活性化因子 | 154,155 |

## た

| | |
|---|---|
| 体外性色素 | 139 |
| 大細胞がん | 211 |
| 大脂肪滴 | 127 |
| 代謝障害 | 118-144 |
| 体循環 | 146,147 |
| 耐性菌 | 102 |
| 大滴性脂肪肝 | 127 |
| 多因子遺伝性疾患 | 186,188 |
| 多核巨細胞 | 87 |
| 多段階進展説 | 204 |
| 多発性嚢胞腎 | 179 |
| 単一遺伝子疾患 | 177 |
| たんぱく質代謝障害 | 130-134 |

## ち・つ

| | |
|---|---|
| チアノーゼ性心疾患 | 188 |
| チールネルゼン染色 | 98 |
| 中性脂肪 | 124,127 |
| 腸アメーバ症 | 113 |
| 腸管スピロヘータ | 96 |
| 腸上皮化生 | 32 |
| 2ヒット説 | 205 |
| 痛風 | 140 |
| ツベルクリン反応 | 63 |

## て

| | |
|---|---|
| ディジョージ症候群 | 68,69 |
| 低容量性ショック | 166 |
| 鉄代謝障害 | 135 |
| テロメア | 27 |
| 転移 | 208,209 |
| 転移性石灰化 | 137 |
| 点状出血 | 153 |

## と

| | |
|---|---|
| 糖原病 | 120 |
| 糖原変性 | 35 |
| 糖質 | 118 |
| 糖代謝障害 | 118-123 |
| 糖尿病 | 121-123,186,187 |
| 糖尿病性腎症 | 123 |
| 糖尿病性網膜症 | 123 |
| 動脈 | 147,149 |
| 動脈血栓 | 157 |

| | |
|---|---|
| 動脈硬化 | 125 |
| 特殊染色 | 19,96-98 |
| 独立の法則 | 176,177 |
| トランスサイレチン型心アミロイドーシス | 134 |
| トリグリセリド | 124,127 |
| トリソミー | 185 |

## な・に・ね・の

| | |
|---|---|
| 内因 | 10,11 |
| 内毒素 | 101 |
| 内部寄生虫 | 112 |
| 肉芽腫性炎症 | 87 |
| 肉芽組織 | 43 |
| 肉腫 | 194,195 |
| ニクズク肝 | 149 |
| ネクローシス | 38 |
| 粘液変性 | 34 |
| 膿瘍 | 81 |

## は

| | |
|---|---|
| 敗血症性ショック | 167 |
| 肺出血性梗塞 | 164 |
| 肺循環 | 146,147 |
| 肺水腫 | 151 |
| 肺動脈血栓塞栓症 | 160,161 |
| 白色血栓 | 157 |
| 白色梗塞 | 163 |
| 橋本病 | 89 |
| 播種 | 208 |
| 播種性血管内凝固症候群 | 159 |

破綻性出血 …………………………152
発がん因子………………………200
白血球 ……………………… 76,79
パパニコロウ染色 …………………… 19
ハロー ……………………………108
瘢痕組織 …………………………… 43
斑状出血 …………………………153
伴性遺伝性疾患……………………182,183
伴性無γグロブリン血症 ………… 68,69
反応性アミロイドーシス …………134
反応性過形成………………………… 31

## ひ

非遺伝性先天性疾患 ………………189
皮下血腫 …………………………153
非乾酪性肉芽腫……………………… 87
非上皮性腫瘍………………………195,198
ヒスタミン………………54,55,57,77
肥大 ……………………… 30,31
非チアノーゼ性心疾患………………188
ヒト免疫不全ウイルス………………114
表在性感染症………………………110
病的再生 …………………………… 41
病的肥大 …………………………… 30
病理解剖 ……………………… 16,17
病理診断 …………………………… 16
病理組織標本 ……………………… 18
日和見感染…………………………114
ビリルビン…………………………36,139
ビリルビン代謝障害………………139
ヒルシュスプルング病………………187

## ふ

ファブリー病………………………126,183
フィブリノイド壊死…………………… 39
フィブリン ………… 42,80,154,155,158
不完全再生 ………………………… 41
副甲状腺腺腫………………………137
副甲状腺ホルモン …………………136
浮腫………………………………150,151
プラスミン…………………………155,158
プリオン……………………………112
プログレッション…………………204
プロモーション …………………204
分化度………………………………215
分離の法則 ………………………176

## へ・ほ

壁在血栓 …………………………157
ペプチドグリカン…………………… 99
ヘモクロマトーシス ………………135
ヘモジデリン ……………………135,149
ヘリコバクター・ピロリ ………… 96,98
ヘルパーT細胞
  …………51,53,62,63,67,70,85
ヘルペスウイルス …………………108
変性………………………………33-36
扁平上皮化生………………………… 32
扁平上皮がん………………………211,217
弁膜血栓 …………………………157
蜂窩織炎 …………………………… 81
剖検………………………………… 17

237

泡沫細胞 …………………… 128,129
補体 ……………………………… 59,61

## ま・む・め

マクロファージ ………… 42,43,50,53,59,
　　　　　　　63,67,78,79,85-87,140
マスト細胞 ……………………… 55-57
マラリア原虫 ……………………… 112
マロリー小体 ……………………… 127
慢性炎症 ………………… 74,75,84-89
慢性拒絶 ………………………… 66
慢性心不全 ……………………… 168
慢性増殖性炎症 ………………… 86
慢性肝うっ血 …………………… 149
慢性肺うっ血 …………………… 149
慢性非特異性増殖性炎 ………… 86
ムコ多糖症Ⅰ型 ………………… 181
メラニン ………………………… 36,138
メラニン代謝障害 ……………… 138
免疫 …………………………… 50-72
免疫染色 …………… 20,98,220
免疫複合体 ……………………… 60,61
免疫不全症候群 ………………… 68
メンデルの法則 ………… 176,177
毛細血管 ………………… 147,151

## や・ゆ・よ

薬剤耐性 ………………………… 102
融解壊死 ………………………… 39
有糸分裂 ………………………… 24,25
優性の法則→顕性の法則 ……… 176

羊水塞栓症 ……………………… 162

## ら・り・る・ろ

ライソゾーム病 ………………… 126
リソソーム ……………………… 23,40
リポたんぱく …………………… 125
リポフスチン …………………… 29,138
リポフスチン代謝障害 ………… 138
良性腫瘍 ………………… 196,197
リンパ管 ………………… 147,151
類上皮細胞 ……………………… 87
ルドルフ・ウィルヒョウ ……… 15
漏出液 …………………………… 150
漏出性出血 ……………………… 152

## わ

ワイヤーループ病変 …………… 88
ワルチンスターリー染色 ……… 96

238

[監 修]

下田 将之(しもだ まさゆき)

2000年慶應義塾大学医学部卒業。2004年慶應義塾大学医学部病理学教室助手(2007年より助教)。2010年パターソン癌研究所(英国)、オンタリオ癌研究所(カナダ)博士研究員。2014年慶應義塾大学医学部病理学教室専任講師。2019年同准教授。2021年東京慈恵会医科大学病理学講座主任教授。2022年東京慈恵会医科大学附属病院病理部診療部長(兼任)。(現在に至る)

[執筆]
牛島美笛

[イラスト]
今崎和広
内山みづき
内山洋見
上村一樹
松本剛

[写真]
アフロ
サイネットフォト
PIXTA

[本文フォーマット作成]
スペース・ユー（佐藤正久）

[本文レイアウト・DTP]
ニシ工芸株式会社

[編集]
小学館クリエイティブ（尾和みゆき）

本書に関する正誤等の最新情報は下記の URL でご確認下さい。
https://www.seibidoshuppan.co.jp/support

※上記URLに記載されていない箇所で正誤についてお気づきの場合は、書名・発行日・質問事項（ページ数等）・氏名・郵便番号・住所・FAX番号を明記の上、郵送かFAXで成美堂出版までお問い合わせ下さい。
※電話でのお問い合わせはお受けできません。
※ご質問到着確認後10日前後に回答を普通郵便またはFAXで発送いたします。

## いちばんやさしい 病理学

### 2025年4月1日発行

監　修　下田将之

発行者　深見公子

発行所　成美堂出版
　　　　〒162-8445　東京都新宿区新小川町1-7
　　　　電話(03)5206-8151　FAX(03)5206-8159

印　刷　共同印刷株式会社

©SEIBIDO SHUPPAN 2025　PRINTED IN JAPAN
ISBN978-4-415-33402-8
落丁・乱丁などの不良本はお取り替えします
定価はカバーに表示してあります

●本書および本書の付属物を無断で複写、複製(コピー)、引用することは著作権法上での例外を除き禁じられています。また代行業者等の第三者に依頼してスキャンやデジタル化することは、たとえ個人や家庭内の利用であっても一切認められておりません。